汉竹编著·亲亲乐读系列

新生儿护理
与
母乳喂养

一本通

杨虹 / 主编

U0247916

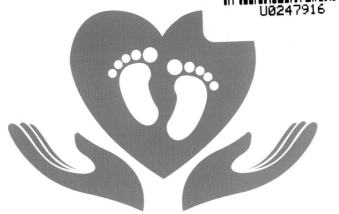

汉竹图书微博
http://weibo.com/hanzhutushu

江苏凤凰科学技术出版社
全国百佳图书出版单位
·南京·

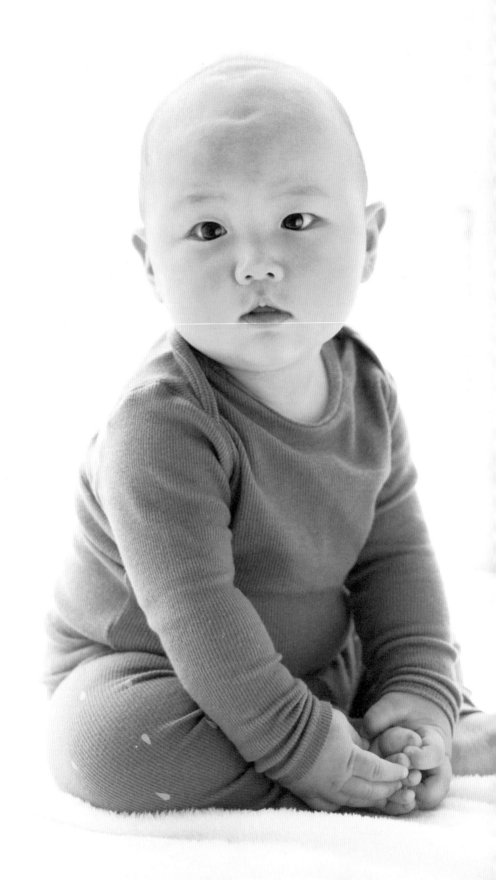

编辑导读

宝宝的降生给家里带来了无限的欢乐，而接下来的任务就是护理好宝宝。如何护理好宝宝？如何让宝宝顺利吃到母乳？母乳不足怎么办？宝宝哭了，是哪里出现了问题？怎样护理宝宝的脐带？如何做才能预防宝宝生痱子？新妈妈别担心，翻开本书，你会发现很多你所疑惑的问题，这里都给出了明确的答案。

本书从新生儿的喂养、睡眠、大小便护理、洗护、穿衣、疾病护理等多方面入手，为新妈妈提供了实用、科学的育儿指导，以及贴心的新生儿护理方案。在护理中困扰新妈妈的那些细节问题，本书会告诉你该怎样做，让新妈妈安心坐月子，让宝宝健康成长。

针对许多新手爸妈关心的话题，本书进行了解读。书中不仅有新生儿喂养、护理方面的知识，还有详细的护理方法、清晰的步骤图，手把手地教你照顾好自己的宝宝，并贴心提示每个细节，让新手爸妈无忧，让宝宝健康快乐成长。

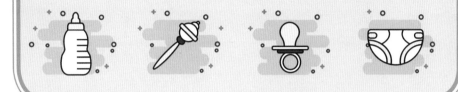

1~4 周龄宝宝喂养与护理小贴士

1~4 周龄的宝宝要格外注意的事项有哪些呢？4 周龄的新手爸妈会遇到哪些困惑呢？快来学习一下 4 周龄宝宝的喂养与护理小贴士吧！给新手爸妈暖心的知识点，教你更好地护理新生儿！

第 2 周

生理性黄疸

生理性黄疸主要表现为宝宝出生两三天后出现皮肤黄染，轻者可见面部和颈部出现黄疸；重者躯干、四肢出现黄疸，大便色黄，尿不黄，偶尔可见轻度嗜睡和食欲差。正常新生儿 7~10 天黄疸消退，早产儿可能会延迟 2~4 周。

脐带护理

一般情况下，宝宝的脐带会在 1 周左右自行脱落，2 周左右愈合。这期间新妈妈需要护理好宝宝的脐带，避免其发炎、红肿。在宝宝脐带脱落前，要注意保持脐部干燥，特别是洗澡时，可以先洗上半身，擦干后再洗下半身。如果脐带湿了，要先用棉签擦干，再进行护理。

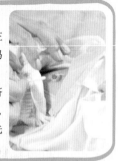

勤剪指甲

宝宝的指甲每周大约会长 0.7 毫米，因此，新手爸妈要及时给宝宝修剪指甲。一般来说，手指甲 1 周内要修剪一两次，而脚指甲需要 1 个月修剪一两次。新手爸妈要注意剪的时候指甲两侧的角不能剪得太深，否则容易成为"嵌甲"。

避免不必要的混合喂养

宝宝出生后 15 天内，如果新妈妈母乳分泌不足，就要尽量增加宝宝吸吮母乳的次数，这样乳汁便会逐渐多起来。如果宝宝每次吃完奶后都哭，说明吃不饱，应注意监测体重，只要每 5 天能增加 100~150 克，即使宝宝每次都吃不饱，也不必急于加喂配方奶。

不剃"满月头"

新生儿理发一般都是剃光，宝宝皮肤薄、嫩，抵抗力弱，如果操作不慎极易损伤头皮，引起感染。一旦细菌侵入头发根部，破坏毛囊，不但头发长得不好，反而会弄巧成拙，导致脱发。

不在月子里就开始把屎把尿

过早训练大小便易使宝宝出现反感情绪，拒绝排便可能导致便秘的发生；而过于频繁地把尿可能会造成宝宝尿频；过长时间让宝宝控便，还会增加脱肛的危险。

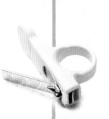

不要总捏宝宝的脸

经常捏宝宝的脸，会造成宝宝出现流口水的现象，严重的还会患口腔黏膜炎疾病。

出生后关注体温

因为母体子宫内温度一般明显高于室内温度，所以新生儿娩出后体温都会下降，再逐渐回升，一般可喂母乳或温开水，让其体温调节至正常。

出生后6~12小时会排胎便

新生儿出生后6~12小时开始排胎便，胎便呈墨绿色或黑色黏稠状，无臭味。此时的胎便是由胎宝宝的肠道分泌物、脱落的肠黏膜上皮细胞、胆汁、咽下的羊水、胎毛和红细胞中血红蛋白的分解产物胆绿素等物质构成的。

第一周宝宝体重下降了怎么办

宝宝出生后排出了大小便；吐出了较多的羊水和黏液；妈妈最初几天的出奶量小，宝宝出生后补充少。这些都可能造成宝宝出生后体重稍微下降，一般来说，生理性体重下降只要按照科学的喂养方式及时哺乳并细心护理，宝宝的体重一般会在7~10天恢复到出生时的水平。

24小时喂奶8~12次

在出生后的第一天，绝大多数宝宝需要每2~3小时喂奶1次，24小时喂奶8~12次，每次喂奶10~20分钟。不过，出生1周内的宝宝，喂奶间隔时间可适当缩短，可以每隔1~2小时喂奶1次。

尽量不要抱着宝宝睡

产后新妈妈的身体也需要恢复，抱着宝宝睡觉，新妈妈也得不到充分的睡眠和休息。所以宝宝睡觉时，要让他独立舒适地躺在自己的床上，自然而睡，尽量避免抱着睡。

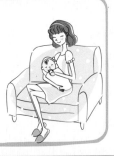

不给宝宝佩戴饰物

金属饰品中的铬、镍、铜、锌等成分都会刺激皮肤，宝宝皮肤娇嫩，接触这些东西，会增加患过敏性皮炎的概率；手镯等饰品在宝宝手腕上磨来磨去，易擦破皮肤；戴在脖子、手腕、脚踝上的红绳等易勒住皮肤，尤其是脖子上的，弄不好会造成组织坏死和呼吸困难。

坚持按需哺乳

到了第4周，可能宝宝又经历了一次快速生长期。在这个时期，宝宝会表现为频繁地要喝奶，这会让新妈妈分泌更多的奶水来满足他的生长需求。所以并不是新妈妈奶水变少了，而是宝宝在主动通过这种方式调节奶量，新妈妈坚持按需哺乳即可。

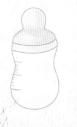

预防佝偻病从新生儿开始

新妈妈要及时给宝宝补充维生素D，如果宝宝在出生后没有补充过维生素D，那么在三四周时应该及时补充维生素D，以防止佝偻病的发生。

目录

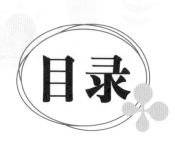

 新生儿喂养

新生儿哭和睡

新生儿的大小便

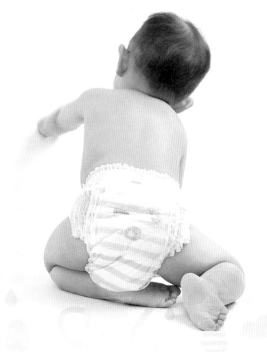

新生儿洗护

新生儿穿衣

新生儿疾病、不适与疫苗

新生儿喂养

科学喂养是宝宝茁壮成长的基础。纯母乳喂养是每个新妈妈都希望的，如果出于某种原因不能纯母乳喂养，新妈妈也不要气馁，混合喂养和人工喂养一样可以让宝宝获得充足的营养。无论是母乳喂养，还是混合喂养，或者人工喂养，都要讲究方式方法。只有掌握科学的喂养方法，才能使宝宝更健康、更强壮。

纯母乳喂养，很简单

母乳喂养是母爱的第一种表达。实现纯母乳喂养，并不像大家想象的那么难。新妈妈们，请用你甜蜜的乳汁滋养宝宝的身心吧！

母乳喂养是科学的喂养方法

母乳含有宝宝所需的全部营养，而且含有丰富的免疫类物质，可以让刚刚来到这个世界的宝宝慢慢健壮起来，适应生活的环境。所以，除非不得已，新妈妈最好选择母乳喂养的方式。这样的喂养方式，还可以让你和宝宝的感情更深厚。

母乳营养丰富

母乳是非常好的营养品，无菌、卫生、经济、方便。初乳含有大量免疫物质，能增强宝宝抵抗疾病的能力，让宝宝远离过敏和诸多疾病的侵袭；母乳中含有大量牛磺酸，对宝宝大脑发育具有特殊作用；母乳温度、出乳速度合适，能满足宝宝"口欲期"口腔的敏感需求；母乳喂养有利于宝宝牙齿、骨骼的生长。

母乳可以滋养宝宝的心灵

母亲哺乳时的怀抱形成了类似胎儿在子宫里的环境，让宝宝有一种安全感，能增进亲子感情。哺乳新妈妈都有过这样神奇的体验：宝宝吃一两分钟奶之后，小身子就会完全放松，小脸蛋儿露出无比欢愉的表情；宝宝不舒服时，吃两口新妈妈的奶，可以缓解宝宝的不适感，安抚情绪；前一秒钟还号啕大哭的宝宝一吃上奶，立刻就变得乖乖的。可见，母乳不仅是宝宝身体的"食粮"，更是他的精神"食粮"。

哺乳期是宝宝的语言前期，处于这个时期的宝宝还不能用语言来表达自己的感受，只能通过触觉、嗅觉和比较模糊的视觉来感受新妈妈。所以母乳喂养时，那个温暖的怀抱，那种熟悉的气味，都会让宝宝感到无比安全。

怎样判断母乳是否充足

　　许多年轻新妈妈在体验了初为人母的欣喜时，也深知母乳喂养对宝宝身心发育的重要性，非常渴望能成功地给自己的宝宝进行母乳喂养。但在母乳喂养的过程中，许多妈妈也常常担心母乳不足，怕宝宝吃不饱。以下 6 个标准可以帮你判断母乳是否充足：

1. 乳房胀满。

2. 宝宝吃奶时听到咽奶声。

3. 宝宝吃奶后能安静地入睡。

4. 宝宝体重每月增长 500~1000 克。

5. 宝宝每日小便在 6 次以上。

6. 宝宝大便每日两三次，色黄质软。

安静入睡。宝宝吃奶之后能安静地入睡。

听到咽奶声。如奶水充足，宝宝吃奶时可以听到"咕嘟、咕嘟"的咽奶声音。

吸吮速度下降。吃奶 5 分钟后，宝宝的吸吮速度明显下降，说明新妈妈的乳汁充沛，能够满足宝宝的需要。

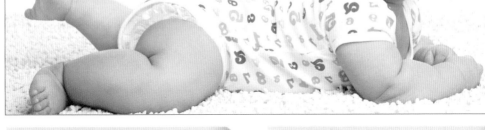

早吸吮对新妈妈的好处

早接触、早吸吮对新妈妈有很大好处，其一，宝宝的吸吮动作刺激乳房，可加速新妈妈催乳素的分泌，及早开奶；其二，可促进子宫收缩，减少产后出血，有利于产后恢复。

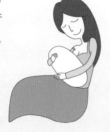

早吸吮对宝宝的好处

因躺在新妈妈怀里能听到与在子宫里一样的呼吸声与心脏的跳动声，宝宝感到很安全。这样既增进了母婴感情，还能建立起宝宝的条件反射，只要有饥饿感就会自动寻觅乳头。亲密的身体接触还可以让新妈妈温暖宝宝，避免宝宝着凉。

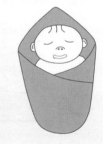

喂奶装备准备好，哺乳更顺利

"工欲善其事，必先利其器"，打算进行母乳喂养的新妈妈们先要准备一些哺乳用的物品，这些物品能帮助新妈妈更舒服、更顺利地哺喂宝宝。

	哺乳文胸：哺乳文胸在罩杯处有可开合的"小门"，一般为按扣、粘扣或者挂钩。此外，哺乳文胸背部面积大，具有很强的稳定性。选择文胸时，尺寸要留有余地，过紧的文胸会压迫乳房，导致乳腺管阻塞。
	吸奶器：吸奶器是哺乳新妈妈的必备武器。吸奶器有手动与电动两种，可根据自己的实际需要选择。
	乳头吸引器：乳头扁平或凹陷的新妈妈别着急，可用乳头吸引器帮忙。乳头吸引器有一个很宽的接触面，可以全面接触乳房，使乳头易被吸到吸引器内，然后就可以轻松喂奶了。
	防溢乳垫：防溢乳垫是新妈妈外出必备的防护用品，否则漏奶弄湿了衣服，会特别尴尬。因此可以在产前就选好防溢乳垫，开始不用准备很多，有一盒够用就行。
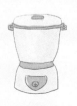	**消毒锅**：奶瓶使用后需要清洗，但多多少少会残留奶渍，而这些奶渍如果不经过处理会产生细菌，再次使用奶瓶会对宝宝的肠道产生不良影响，甚至造成腹泻。使用奶瓶消毒锅可以很方便地解决上述问题。
	哺乳衫：哺乳衫适合新妈妈在家时穿，当宝宝需要哺乳时，新妈妈解开衣衫上端的衣扣，就能方便地哺乳。不像其他衣服，哺乳时要向上掀起，露着肚皮，容易让新妈妈的腹部和腰部受凉。
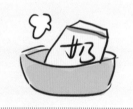	**温奶器**：温奶器又称暖奶器或热奶器，主要用途是加热从冰箱里拿出来的储存母乳或者是给宝宝将要喝或者未喝完的奶保温。温奶器配有小碗、盖子，可隔水加热宝宝的米糊、果汁等食物，适合 6 个月以上的宝宝。

	奶瓶：从材质上来说，奶瓶分为玻璃奶瓶和塑料奶瓶，从容量上来说，奶瓶有大小之分，建议新妈妈给宝宝买一大一小两个奶瓶。奶瓶消毒主要有3种方法：高温蒸汽消毒、微波炉消毒、紫外线消毒。
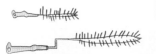	**奶瓶刷**：奶瓶刷是清洗奶瓶的必备工具。一般准备一大一小两个即可。需要注意的是奶瓶刷在使用完毕后要进行严格消毒。市面上见到的奶瓶刷大致可分为3种：旋转尼龙奶瓶刷、旋转海绵刷、清洁刷。新妈妈可根据实际情况选购。
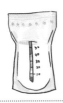	**储奶瓶、储奶袋**：储奶瓶和储奶袋都是保存母乳的必备装备，尤其对乳汁有富余的新妈妈和上班后要背奶的新妈妈来说非常实用，几乎每天都要用到。储奶瓶和储奶袋不仅密封性好，还能放在冰箱中冷藏或冷冻。
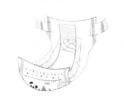	**尿布、纸尿裤**：准备一块干净的尿布或纸尿裤，防止宝宝吃奶时排便。
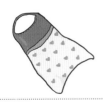	**哺乳巾**：哺乳巾让哺乳新妈妈在外出时可以轻松地哺乳，起到遮挡的作用，避免尴尬。有的公司不能为背奶新妈妈提供单独的吸奶室，为避免在会议室或茶水间吸奶时有同事突然闯入，也可以用哺乳巾遮盖一下。另外，哺乳巾还能在外出时帮宝宝遮挡一下阳光，避免光线直射到宝宝眼睛。

为哺乳做好心理准备

如果说身体准备是母乳喂养的"硬件"，那么心理准备则是必不可少的"软件"设施。怀孕之后，乳房就已经在为哺乳做准备了，乳腺中生成乳汁的奇妙变化都是妊娠的自然结果，所以新妈妈无须担心，你的身体已在不知不觉中完成了哺乳准备，新妈妈只要放松心情为宝宝送上爱的乳汁即可。当然，新妈妈一定要坚信自己会是优秀的"奶牛"，这是母乳喂养成功的第一步。

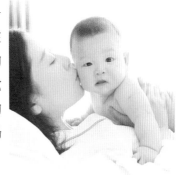

宝宝的吃奶量与体重变化

母乳喂养的宝宝只要每周体重增加 150~200 克，就说明母乳充足；如果宝宝每周体重增加不足 100 克，则说明母乳不足。当然，这种考量方法只适用于建立了良好吸乳反射的宝宝。出生 1~15 天的新生儿可能会出现体重下降的情况，这属于正常现象。下面我们就来看看宝宝的吃奶量以及宝宝的体重变化。

第一次哺喂宝宝，按需哺乳即可

刚出生的宝宝食量是非常小的，因为胎便还没有排出，所以新妈妈不要期望宝宝能够大口大口地吃奶。在出生后的第一天，大多数宝宝的吃奶量为 10~13 毫升。因此，新妈妈第一次喂宝宝吃奶，只要按需哺乳即可。

宝宝每个月的吃奶量到底有多少

下面我们将宝宝 1 岁之内每天吃奶量和哺喂次数用奶瓶的刻度表现出来，可以让新妈妈一目了然。

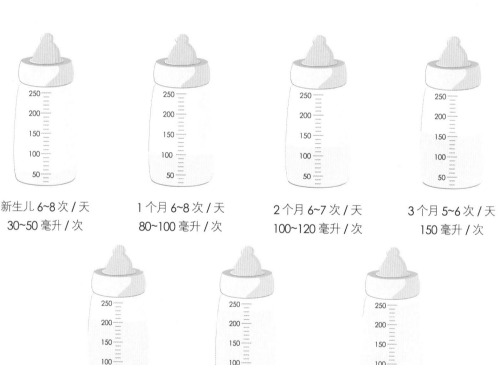

新生儿 6~8 次 / 天　　1 个月 6~8 次 / 天　　2 个月 6~7 次 / 天　　3 个月 5~6 次 / 天
30~50 毫升 / 次　　　80~100 毫升 / 次　　100~120 毫升 / 次　　150 毫升 / 次

4~6 个月 5 次 / 天　　7~9 个月 3 次 / 天　　10~12 个月 2~3 次 / 天
200 毫升 / 次　　　200~250 毫升 / 次　　250 毫升 / 次

每次吃奶需要多长时间

宝宝吃奶的时间没有定论,因人而异。有的宝宝吃得快,有的宝宝吃得慢。新妈妈要有耐心,让宝宝吃到充分的后奶,否则宝宝容易饿,体重增长不理想。

一般说来,宝宝每次吃奶至少需要10分钟。新妈妈可以参照右侧的标准给宝宝喂奶。

宝宝月龄与喂奶时间、喂奶次数

喂奶时间/次数	月龄
20~30分钟/次 8次左右/天	出生至7天
20分钟/次 7~8次/天	7天至2个月
10~15分钟/次 6~7次/天	2~3个月

为什么第1周宝宝体重反而下降了

新妈妈和宝宝出院后,发现宝宝的体重不长反降了。宝宝不会生病了吧? 别着急,这种现象称为"新生儿暂时性体重下降",也叫作"生理性体重下降"。宝宝出生后的最初几天,体重会不升反降,于三四天下降到最低,比出生时体重轻9%左右,属于正常生理现象。

体重下降的原因

宝宝出生后排出了大小便;排出了较多的羊水和黏液;通过呼吸及出汗排出了一些水分;新妈妈最初几天乳汁分泌量小,宝宝出生后吸入奶量少,这些都可能造成宝宝出生后体重略微下降。

不正常的体重下降

如果宝宝体重下降的范围超出正常标准,或体重恢复时间比正常的宝宝要晚,就要找出原因。母乳喂养的宝宝可能是没按需哺乳或母乳不足,人工喂养的宝宝可能是奶量不够、奶粉冲调过稀等原因,需及时调整。

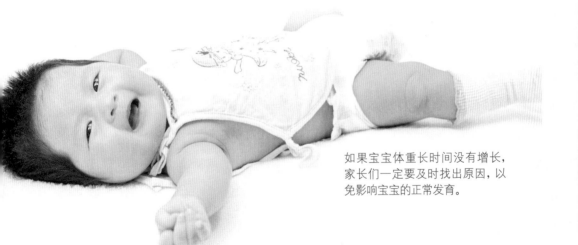

如果宝宝体重长时间没有增长,家长们一定要及时找出原因,以免影响宝宝的正常发育。

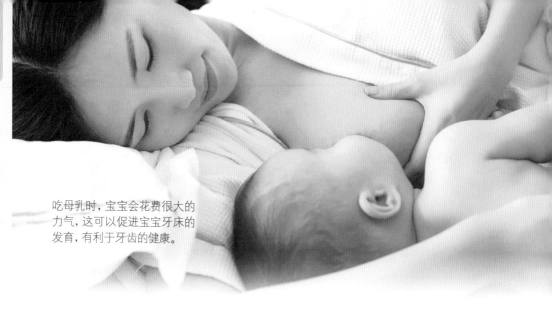

吃母乳时，宝宝会花费很大的力气，这可以促进宝宝牙床的发育，有利于牙齿的健康。

迟迟不下奶也许是错过了开奶的最佳时机

一般来说，当宝宝出生后，新妈妈就可以尝试给宝宝哺乳了。但是，有些新妈妈因为乳房没有胀满感，错认为自己没有奶而没有及时给宝宝喂奶，错过了最佳开奶时机。开奶越晚，乳房的泌乳反射就会越晚建立，乳汁就会迟迟下不来。

产后半小时开奶

新妈妈尽早让宝宝尝到甘甜的乳汁，能使宝宝得到更多的母爱和温暖，减少降生后的陌生感。一般情况下，若分娩时新妈妈、宝宝一切正常，产后30分钟就可以开奶。而且此时宝宝的吸吮反射强烈，如果错过了这个黄金时间，宝宝的吸吮反射会有所减弱。因此，建议产后半小时开始哺乳。

尽早开奶有利于母乳分泌，不仅能增加泌乳量，而且还可以促进乳腺通畅，防止奶胀及乳腺炎的发生。新生儿也可通过吮吸和吞咽促进肠蠕动及胎便的排泄。另外，早喂奶还有助于尽早建立亲子感情。

宝宝是最好的开奶师

不少新妈妈刚生完宝宝还没有出院的时候，就会收到很多关于开奶、催乳的小广告或者名片，这让很多新妈妈心动不已、跃跃欲试。

其实，真正有效的专业催乳手法是无痛且舒适的，那种按摩后感觉特别疼痛的手法会对乳房造成伤害。如果新妈妈有必要请专业催乳师来催乳，最好直接找医院的医护人员或者有资质的催乳师来给自己开奶。

大部分新妈妈都可以靠宝宝的吮吸来开奶。虽然生产后最初几天，新妈妈的乳腺大部分不通畅，借助吸奶器的帮忙也很难下奶，但是通过宝宝频繁的吮吸就能将乳腺疏通。

勤按摩，开奶更容易

很多新妈妈都反映开奶特别疼，甚至比顺产还疼。这有可能是因为她们是用吸奶器来开奶的，吸奶器是局部用力，力量也难控制，所以会感觉特别疼。还有可能是由于她们选择了开奶师来开奶，开奶师手法不正确的话，也会让新妈妈本来就肿痛的乳房感到剧烈的疼痛。

新妈妈可以在家用手给自己勤做按摩，每天进行一两次乳房按摩，这样有助于开奶。不过要注意方法及按揉力度，避免因为用力不当引起乳腺堵塞或因为按摩位置、力度不对，导致按摩失去效果。

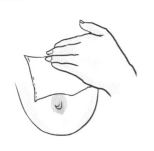

好妈妈必知

即使新妈妈的乳房没有乳汁，产后让宝宝吮吸也是大有裨益的。也许，宝宝暂时吃不到乳汁，但是他吮吸的次数越多，乳汁量就会越充足。

怎样开奶，新妈妈能远离疼痛

要吃好，但不是大补。新妈妈应当多吃新鲜的蔬菜水果，以保证营养，但切记不要在生完宝宝后马上进补那些下奶的汤汤水水，否则容易胀奶，还会堵塞乳腺管。

两边的乳房都要喂。有些宝宝食量较小，吃一侧乳房就饱了，新妈妈可用吸奶器将另一侧乳房中的乳汁吸出。

用吸奶器帮助吸奶。产后，新妈妈的乳汁会逐渐增多，如果是母婴分离的情况，就要用吸奶器吸奶，以免胀奶。

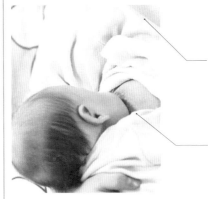

让宝宝频繁吮吸。宝宝的吮吸动作可刺激新妈妈引起泌乳反射。

吸空乳房。每次哺乳后要让宝宝充分吸空乳房，这有利于乳汁的再生。

顺产新妈妈开奶前的饮食

清淡、易消化的食物：顺产的新妈妈如果在分娩时会阴侧切的伤口不大，也不严重，同时身体恢复快，并能很快感觉到饥饿的话，建议先吃粥、鸡蛋来补充营养，然后慢慢恢复正常饮食，再吃一些催乳的食物。

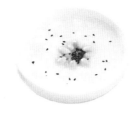

剖宫产新妈妈开奶前的饮食

先排气：剖宫产的新妈妈在分娩后可饮用一些排气类的汤来增加肠蠕动，促进排气，减少肚胀，同时还能给身体补充水分。半流质食物：排气后再食用软烂易消化的流质或半流质的食物，之后再逐步恢复正常饮食。

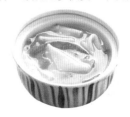

了解开奶，避开不适

关于开奶，还有哪些疑惑和注意事项呢？新妈妈一起来看看吧！

新妈妈尚未开奶，宝宝怎么办

很少有新妈妈能在宝宝出生后第 1 天就顺利哺乳。一般情况下，在宝宝出生 1~2 天后新妈妈才会下奶。妈妈不要担心宝宝吃不饱，因为这时宝宝的食量很小。此时，新妈妈要坚信自己可以成功哺乳，给自己和宝宝磨合的时间。

产奶需要时间

分泌乳汁需要一个过程，在这个过程中，新妈妈不要心急，要相信自己完全可以用自己的乳汁喂养宝宝。

乳房已经在分泌初乳

新生儿在出生后几天内吃得很少，即使看不到有明显的乳汁分泌，乳房其实也在分泌初乳。

宝宝体内已有能量存储

宝宝出生时体内已经储存水、葡萄糖和脂肪等营养物质，出生后几天内少量初乳基本可以满足宝宝的需要。

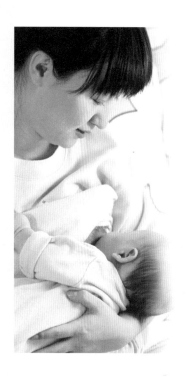

开奶的好时机是产后两三天吗

传统认为的产后两三天"下奶"期，其实是激素作用下的"生理性乳胀期"。此时乳房看上去非常肿胀，却不全是因为乳汁。如果真等到这个时期才喂奶，新妈妈会因肿胀而疼痛。

开奶的好时机是产后的第一时间。此时进行母婴肌肤接触与哺乳，开奶效果很好。

一是因为此时乳房正处在松软时期，跟宝宝更容易进行哺乳磨合。

二是因为产后每天正确有效地哺乳 10 次以上，能够刺激新妈妈乳房产生更多泌乳素，为应对这第一次肿胀打下良好的基础，并帮助新妈妈在今后哺乳生活中更好地维持自己的奶量。

多种方法解决开奶困难

产后乳房胀满，坚硬如石，多因乳腺管不通、乳汁淤积所致。也有的新妈妈是因为产后乳房充血引起乳房胀痛，这种情况是生理性肿胀，会在 48 小时内消退，新妈妈不用过分担心。想要疏通输乳管，应尽早开奶，可以找开奶师帮忙，不过最好还是让宝宝多吸吮。同时，也可以用敷土豆片的方式减轻乳房胀满的不适感。

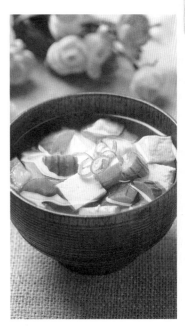

首先，确保每天让宝宝吮吸乳房 8~12 次，每次吮吸时间可根据宝宝实际需求情况进行掌控。其次，要找家人帮忙，家人比开奶师更温柔、更体贴。按摩时要注意避免摩擦乳房，用适度的力气(以新妈妈感觉可以忍受为宜)按压或按揉局部。另外，新妈妈还可以吃一些通经活络、通乳消胀的食物，比如豌豆、丝瓜等。

动动手自己也能开奶

新妈妈在身体恢复不错的情况下，如果可以自己开奶，就不必花高价请开奶师来开奶，步骤如下：

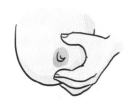

1 拇指在上、其余四指在下托住乳房，握成一个"C"字形。将拇指和食指及中指放在乳头后方 2.5~4 厘米处。以乳头为中心，向胸壁方向挤压约 3 厘米的区域。

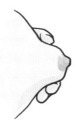

2 做有规律的一挤一放的动作，指腹向乳头方向滚动，同时将手指的压力从中指移动到食指，将乳汁推挤出来。不要挤压乳头，因为挤压或拉伸乳头并不会促使乳汁流出。

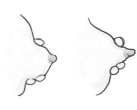

3 将手指放在正确的位置上，并有节奏地重复按压、推挤的动作。刚开始不会有乳汁流出，但挤压几次后，乳汁会慢慢滴出。当射乳反射开始，乳汁就会似泉水一样涌出。

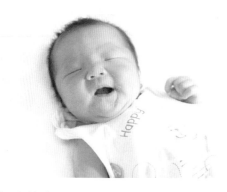

新生儿黄疸，还能让宝宝开奶吗

新生儿黄疸症状十分常见，有生理性黄疸和母乳性黄疸，因胆红素的过度沉着造成宝宝皮肤或眼白发黄。

生理性黄疸是新生儿适应母体外生活的一个调整过程，通常会自行消退。所以这种情况的宝宝完全可以哺喂母乳，而且母乳能促进宝宝排泄大便，这样其实是有利于胆红素快速排出体外的。

母乳性黄疸一般也不需要吃药治疗，症状轻时可以继续喂母乳。若黄疸症状较严重，且2~3周后仍没有消退的迹象，应该及时就医，进行进一步检查治疗。

开奶前要给宝宝喂糖水吗

以前，老人们总是说在开奶前要给宝宝喂一些糖水，俗称"开路奶"。

这样做是因为宝宝开奶时间晚，怕宝宝饿坏了发生低血糖，所以才在开奶之前喂糖水，但这种做法会影响母乳喂养。糖水比母乳甜，如果宝宝习惯了喝糖水，就会影响他对母乳的兴趣。现在我们提倡"早开奶"，产后半小时就开奶，最迟不会超过6小时。正常的宝宝不会发生低血糖，也就不需要在开奶前喂糖水了。

母婴同室有利于尽早下奶

也许新妈妈从朋友那里听说，母婴同室的话下奶会更早一些，的确是这样。所以产前选择医院的时候最好选择能够母婴同室的医院。这样不仅方便照顾宝宝，还可以促进乳汁分泌，尽早下奶。

我们说宝宝是最棒的开奶师，不仅因为他可以用"吃奶的劲"帮新妈妈开奶，他的哭声也会激发新妈妈的母爱，可以让新妈妈产生喂奶的冲动，尽早喂奶。喂奶越早，下奶就越早。宝宝吮吸次数越多，时间越长，乳汁分泌也就越多。充足的乳汁会增强新妈妈母乳喂养的信心，这就更有利于乳汁的分泌。

母婴同室不但有利于尽早下奶，还有利于加深母婴间感情。

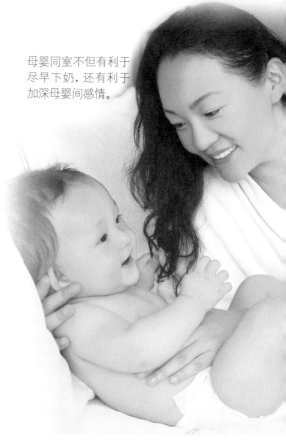

刚开奶的新妈妈要注意避免乳头受伤

刚刚开奶的新妈妈，奶量不是很多，乳头比较娇嫩。如果宝宝衔乳头的方式不对，就会引起乳头受伤。因此，喂奶时应让宝宝含住乳头和乳晕而不是仅仅含住乳头。

如果乳头有破皮、皲裂或流血的症状，可以用手把乳汁挤出来或者用吸奶器吸出来喂宝宝，也可以带上乳头保护器后再喂宝宝。

开奶后注意预防乳房肿痛

乳房胀痛常见于产后一周。这时候乳汁的分泌超出初生宝宝的需求，新妈妈可能一夜之间乳房胀大了很多，还坚硬如铁，会感觉乳房沉重，发热，不舒服，甚至疼痛。持续的胀奶会影响泌乳，所以我们必须采取措施减轻乳房肿胀：

1. 白天黑夜都频繁地喂奶。

2. 放弃奶瓶、安抚奶嘴。

3. 确认宝宝以正确的方式衔乳。

4. 手动辅助宝宝吮吸乳房的乳汁。

5. 两次哺乳间用土豆片敷乳房。

只要坚持，就会开奶成功

成功的母乳喂养不是一朝一夕的事，新妈妈需要耐心坚持。一般来说，新妈妈和宝宝不会在第1天就能够顺利地建立成功的母乳喂养关系。成功泌乳一般需要3~7天的时间来磨合，在这个最痛的泌乳阶段，新妈妈需要勇敢地克服困难，坚持就是胜利。需要提醒新妈妈的是，如果分娩过程不是很顺利，下奶的过程可能会比较缓慢。新妈妈一定不要着急，平稳的心境才能保证乳汁的质和量。

开奶不及时，容易引发乳腺炎

如果新妈妈没有及早开奶，乳腺管不通畅，就很可能引发乳腺炎，严重的还会发展成乳房感染。如果出现下列症状，新妈妈就要提高警惕了。

乳房出现红块，感觉乳房有硬块，一碰就疼；浑身酸疼而且疲倦，发低烧（低于38.4℃）。这时候新妈妈可以按照下面的方法进行处理。如果情况没有好转，或者忽然高热，就需要去看医生了。

1. 继续进行母乳喂养，每天8~12次。

2. 将乳房里剩余的乳汁用吸奶器吸出来，或用手挤出来。

3. 注意休息，大量饮水，保持清淡饮食，增加维生素C的摄入。

4. 不哺乳的时候，用手按揉乳房的硬块部位，挤出肿块里的乳汁。

5. 在医生指导下服用消炎药。

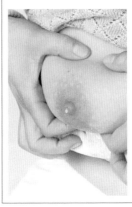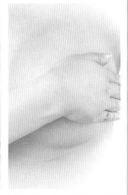

哺乳姿势轻松学

喂奶对于新妈妈来说，是一件复杂的事情。下面我们就一起来学习下不同的喂奶姿势，让哺乳变得轻松！

安全舒适的夜间喂奶方法

新妈妈喂奶最好采取坐姿，但是很多新妈妈觉得夜间哺乳时坐起来太麻烦，都倾向于躺着哺乳。如果新妈妈坚持躺喂，那么可以按照下面的方法来哺乳，让躺喂更加安全、舒服。但是前提一定是新妈妈要完全醒着，并且要随时观察宝宝，千万不可自行睡去不管宝宝。

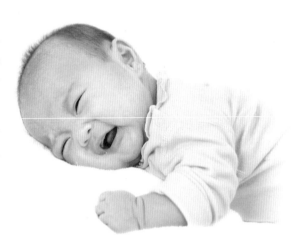

听专家怎么说宝宝吃奶姿势

新妈妈提前准备这些：两个枕头、干净的毛巾（随时擦去宝宝嘴边的漏奶）、纸尿裤 1 片（随时给宝宝更换）、隔尿垫（垫在乳房下面，防止漏奶弄脏床单）

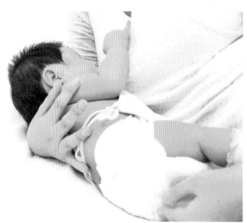

1 新妈妈用一只手帮助宝宝侧身吃奶，等宝宝能自己侧身吃奶的时候，新妈妈手臂可轻松很多。

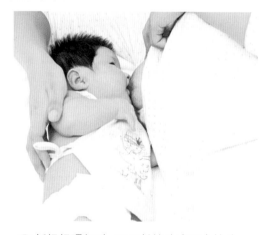

2 新妈妈喂奶时，可用长枕头或两个枕头，一个睡觉用，一个哺乳用。中间有凹陷设计的枕头会令新妈妈头部更舒服。

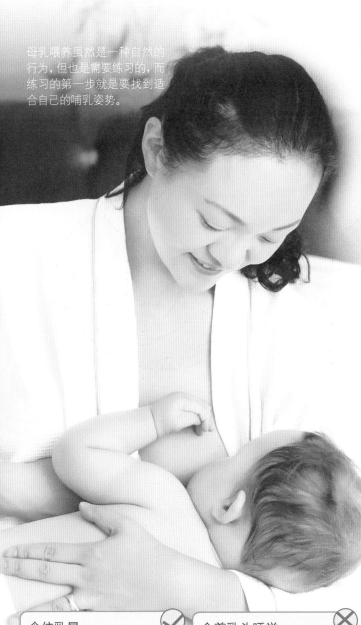

母乳喂养虽然是一种自然的行为，但也是需要练习的，而练习的第一步就是要找到适合自己的哺乳姿势。

含住乳晕 ✓

宝宝吃奶时，一定要让宝宝含住乳头和大部分乳晕，这样才能有效地刺激乳腺分泌乳汁。

含着乳头睡觉 ✗

含着乳头睡觉，既影响宝宝睡眠，也不利于养成良好的吃奶习惯，对宝宝牙齿的发育也不好，而且容易堵住鼻子造成窒息。

特殊乳头的哺乳技巧

1. 扁平乳头：多让宝宝吸吮，扁平乳头就能转变成正常乳头了。

2. 小乳头：只要让宝宝连乳晕一起含住，还是可以母乳喂养的。

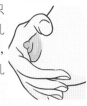

3. 凹陷乳头：要及时做好护理工作，手指刺激或用乳头吸引器等方式都可以使乳头突出。

Tips：对那些乳头情况特殊的新妈妈来说，只要掌握好技巧，哺乳就不再是难事。

舒服的姿势

新妈妈坐舒服：全身肌肉要放松，腰后、肘下、怀中要垫好枕头。如果坐在椅子上，踩个脚凳，将膝盖抬高；如果坐在床上，就用枕头垫在膝盖下。

宝宝躺舒服：宝宝横躺在新妈妈怀里，整个身体对着新妈妈的身体，脸对着新妈妈的乳房。宝宝的头应该枕在新妈妈的前臂或者肘窝里，新妈妈用前臂托住宝宝的背，用手托住宝宝的屁股或腿。

找到适合自己的哺乳方式

给宝宝喂奶，对二胎妈妈来说可能是信手拈来，但是新妈妈可就没有那么淡定了，抱着软软的小家伙，看着他无辜的大眼睛，笨笨地不知道该怎么喂奶。在这里，给新妈妈介绍几种常见的哺乳姿势，新妈妈可以从中找到适合自己的哺乳姿势。

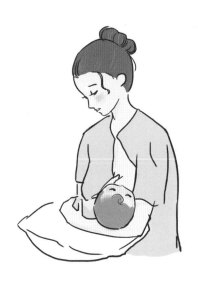

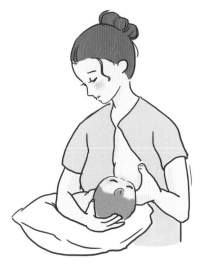

摇篮式

做法：新妈妈坐在床上或椅子上，用一只手臂的肘关节内侧支撑住宝宝的头，让他的腹部紧贴住新妈妈的身体；用另一只手托着乳房，将乳头和大部分乳晕送到宝宝口中。

优势：这种方法最容易学，也是新妈妈最常用的一种姿势，而且无论是家里还是公共场合都适用。

交叉摇篮式

做法：交叉摇篮式和传统的摇篮式看似一样，其实是有区别的。当宝宝吮吸左侧乳房时，是躺在新妈妈右胳膊上的。此时，新妈妈的右手扶住宝宝的脖子，轻轻地托住宝宝，左手可以自由活动，帮助宝宝更好地吸吮。

优势：这种姿势能够更清楚地看到宝宝吃奶的情况，特别适用于早产或者吃奶有困难的宝宝。宝宝因为没有被紧紧抱住，所以有了一定的活动空间，会感觉更加舒服。

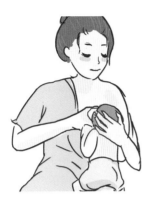

鞍马式

　　做法：宝宝骑坐在新妈妈的大腿上，面向妈妈，新妈妈用一只手扶住宝宝，另一只手托住自己的乳房。

　　优势：适合大一些的宝宝，以及嘴部患有疾病的宝宝，方便衔乳。

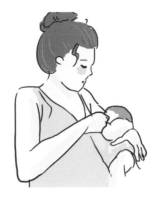

后躺式

　　做法：在宝宝头下垫两个枕头，帮助新妈妈把宝宝抱在怀中，一只手托住宝宝背部和臀部，另一只手帮助宝宝吃奶。

　　优势：乳房大的新妈妈可以采用这种姿势，不会引起宝宝窒息。

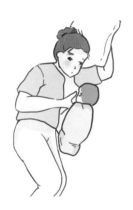

侧卧式

　　做法：新妈妈先侧躺，头枕在枕头上。然后让宝宝在面向新妈妈的一方侧躺，让他的鼻子和新妈妈的乳头在一条直线上，用手托着乳房，送到宝宝口中。

　　优势：这种姿势适合剖宫产新妈妈和侧切的新妈妈。此姿势可以一边哺乳一边休息，伤口也不会因哺乳而疼痛。

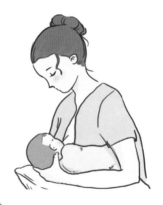

足球式

　　做法：让宝宝的头部靠近新妈妈的胸部，用前臂支撑宝宝的背，让颈和头枕在新妈妈的手上，然后在宝宝身下垫上一个枕头，让宝宝的嘴能更好地接触到乳头。

　　优势：适合侧切和剖宫产的新妈妈，对伤口的恢复有利。但掌握不好会造成背疼、脖子疼，新妈妈不必勉强。

母乳喂养
是给宝宝最好的礼物

母乳含有宝宝所需的全部营养。母乳中的蛋白质与矿物质含量适合宝宝，不仅能为宝宝补充营养，而且不会增加消化及排泄的负担。

奶水是越吃越多的

宝宝吸吮越多，新妈妈产生的奶水就越多。新妈妈奶水不足时，可在一天之内坚持喂宝宝12次以上，千万不可轻易放弃母乳喂养。如果有条件，一有机会就喂奶，这样坚持3天，奶水量就会明显增多。喂完一侧乳房后，如果宝宝哭闹不停，换另一边继续喂。喂奶时可以让宝宝交替吸吮左右侧乳房数次。需要提醒新妈妈的是，宝宝4个月以后，夜间就可以适当减少哺喂次数。

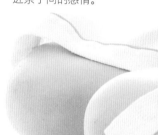

母乳喂养是妈妈给宝贝最好的礼物，不仅可以增强孩子的免疫力，还可以增进亲子间的感情。

听专家怎么说宝宝喂养问题

母乳是最健康、最理想的天然食品，也是宝宝最好的食物，但在母乳喂养的同时，存在着诸多喂养问题。

❓ 宝宝每天吃多少？

妈妈问：刚开始时，宝宝吃的奶量是非常少的，母乳喂养也不知道宝宝吃多少奶合适。

🔊 **听专家怎么说**：新生儿每天的奶量是成倍往上长的。刚开始时，宝宝一天可能只吃5~8毫升奶，第二天就能吃10~16毫升，一周后最低能达到50~70毫升。之后，新生儿的奶量可以根据体重计算：体重（千克）×150（毫升）=24小时奶量（毫升）。

❓ 母乳喂养要喂多久？

妈妈问：有人说6个月后的母乳没有营养，不用再哺乳，这是真的吗？

🔊 **听专家怎么说**：我国营养学会妇幼分会根据中国宝宝的身体和消化系统发育状况认为，给宝宝哺乳最好到8个月或1岁，最晚可到2岁。而世界卫生组织也建议纯母乳喂养最好能保持至少6个月。

❓ 月经来潮要停母乳？

妈妈问：月经来潮后，乳汁就会变得没有营养了，这时需要停止哺乳吗？

🔊 **听专家怎么说**：月经来潮时，一般会有乳量减少的现象。乳汁质量也稍有变化，蛋白质的含量偏高些，脂肪的含量偏低些，有时会引起宝宝消化不良。但这是暂时的现象，等经期过后，就会恢复正常。因此，无论是在经期还是经期后，都不用停止哺乳。

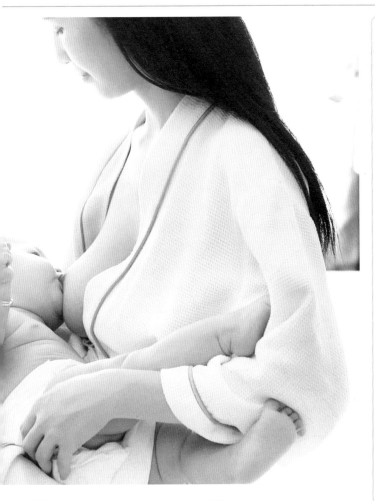

母乳喂养的注意事项

1. 每次喂奶结束后，新妈妈应抱起宝宝，把宝宝的头靠在自己的肩上，轻轻拍打宝宝的背部5分钟左右，宝宝会打几个嗝，直到宝宝把喂奶时吞入的空气排出后，再将宝宝放到床上。

2. 0~3个月的宝宝在哺乳时很容易疲劳，常在吃奶时睡着，此时应把宝宝弄醒，继续吃奶，不要让宝宝养成含着乳头睡觉的不良习惯。

3. 哺乳时新妈妈也不能睡觉，如果妈妈睡着可能会出现乳房堵住宝宝的口、鼻等现象，导致宝宝呼吸困难，窒息缺氧，甚至会造成生命危险。

4. 给宝宝哺乳时要注意卫生，保持乳头的清洁，哺乳前应将手洗干净，用温水擦洗乳头。

5. 为了保持两侧乳房都有排空的机会，可先喂一侧乳房，吸空后再喂另一侧，哺乳结束后以软布擦洗乳头。

6. 早吸吮，多次不定时吸吮。尽管新妈妈刚刚经历分娩，身心俱疲，乳房也不一定感到发胀，但最好在产后30分钟内就让宝宝吸吮乳房，这样可以刺激乳房尽快分泌乳汁。

❓ 母乳喂养不"上火"？

妈妈问：老人常会提醒新妈妈——宝宝"上火"了，要吃清火食物。究竟什么是"上火"呢？

🔊 **听专家怎么说**："上火"是中医和民间的说法，现代医学解释是炎症，多是由各种细菌、病毒引起，或是由于积食、排泄不好所致。母乳喂养的宝宝就能远离"上火"，这是因为母乳中的前奶富含水分，完全可满足宝宝身体所需的水分。

❓ 母乳喂养要喂水吗？

妈妈问：母乳喂养宝宝需要喝水吗？

🔊 **听专家怎么说**：母乳喂养的宝宝一般不需要喝水，这是因为母乳中含有充足的水分，已满足宝宝的需要了。不过，如果天气干燥，看到宝宝的嘴唇发干，或者听到宝宝哭声哑哑的，就表明宝宝需要补水，可在两次母乳间隔中用小勺喂水。

轻松搞定喂奶

一天多次哺乳，可能会让新妈妈感觉疲惫不堪。其实，掌握了一些哺乳的技巧，会让新妈妈在哺乳时变轻松。

轻松帮助宝宝含住乳晕的小窍门

很多新妈妈反映宝宝吃奶时乳头很痛，这大多是因为宝宝没有含住乳晕，而仅仅是衔住乳头所致。怎么才能让宝宝含住大部分乳晕呢？方法其实很简单，赶快跟着图示来学习吧。

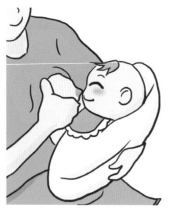

1 新妈妈先用手指或乳头轻触宝宝的嘴唇，他会本能地张大嘴巴，寻找乳头。

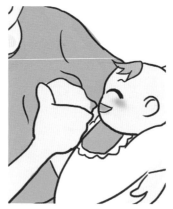

2 拇指放在乳房上方，用其他手指以及手掌呈"C"字形托握住乳房。

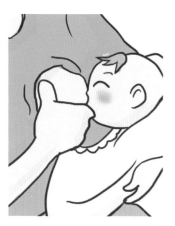

3 趁宝宝张大嘴巴，新妈妈拉近宝宝，让他深深地含住乳头和乳晕。

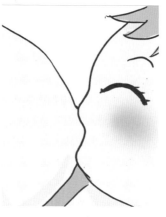

4 抱紧宝宝，并温柔地注视着他，鼓励他吃奶。

判断宝宝衔乳是否正确

当宝宝含住乳房的时候，下唇往外翻，上唇上方的乳晕较下唇下方的乳晕露出得多，说明衔乳姿势正确。另外，如果宝宝的吸吮节奏慢而有力，并有吞咽声，新妈妈的乳头没有疼痛感，则表明宝宝的衔乳姿势是正确的。

乳汁太冲这样喂奶

有的新妈妈出乳孔较多，乳汁也很多，宝宝吸吮的时候流得很"冲"，喂奶的时候经常把宝宝呛着，有些新妈妈就把奶挤掉一些再喂宝宝。其实，新妈妈大可不必这么做。

只要在喂奶时，用自己的食指和中指做出剪刀状，在乳晕处轻轻地夹着控制一下就可以了，这样乳汁就不会流得那么快了，也不用担心宝宝被呛着。

乳头破损怎么办

在哺乳时，有些新妈妈会被宝宝咬破乳头，再次进行哺乳时，就会感觉到非常疼痛。如果新妈妈因此长时间放弃让宝宝吸吮乳房，泌乳量将会逐渐减少，宝宝也很容易因为母乳不足而吃不饱。因此，如果新妈妈能够采用正确的方法，尽快将乳头养好，在减少痛苦的同时，宝宝也会因此受益。

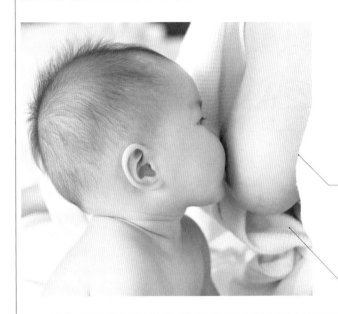

不擅自涂药。新妈妈不要擅自在乳头破损的地方涂药，避免乳汁在吸出过程中受到污染。如果乳头破损长时间不好，新妈妈可以去询问医生，寻找一种安全的促进伤口愈合的方法。

注意卫生。乳头部位破损后，新妈妈要时刻注意养护好自己的乳房。如果不注意日常的清洁护理，很容易导致乳房炎症。

哺乳时手指远离乳头

新妈妈在托起乳房喂宝宝时，要注意手指不要太靠近乳头，否则会增加宝宝含住乳晕的难度。如果宝宝不能完全含住乳晕，容易吸进空气，造成呛奶、咳奶等问题。

好妈妈必知

乳头破损的新妈妈在宝宝吃饱后，继续挤出一些乳汁，涂抹在乳头和乳晕上，反复按摩，有助于伤口愈合，这样不用担心宝宝在吃奶时吃入对身体不利的物质。

前奶

何时能得到：每次宝宝吃奶最先吃到的部分就是前奶。

外观：比较稀薄。

营养：富含水分、蛋白质、无机盐、糖分、免疫球蛋白等，都是宝宝营养的重要来源。

功效：补充水分和蛋白质。

后奶

何时能得到：前奶吃完了，后奶就来了。

外观：色白且较之前更浓稠了。

营养：富含脂肪、乳糖、不饱和脂肪酸和其他营养素。

功效：提供热量，使宝宝有饱腹感，解决饥饿问题。

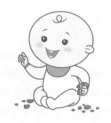

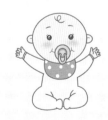

吃完奶，让宝宝美美地打个嗝

有些宝宝吃饱了会哭，这是因为宝宝吃奶时吸入空气，腹内会胀气，不排出来会很不舒服，小家伙就会哭闹。所以新妈妈不要以为宝宝吃完奶就大功告成了，还要轻拍宝宝的背部，让他舒舒服服地打个嗝。以下3个方法供新妈妈参考：

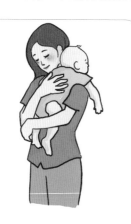

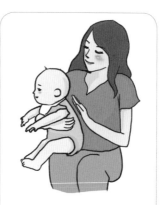

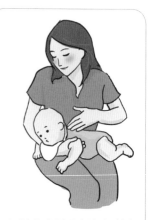

1 让宝宝趴在新妈妈的肩膀上，最好让头探出肩膀一点点。新妈妈一只手托住宝宝的小屁股，另一只手轻轻拍打宝宝的后背，直到宝宝打嗝为止。

2 让宝宝坐在新妈妈腿上，新妈妈的一只手托住宝宝的上半身，撑住宝宝的身体，另一只手轻轻拍打背部。

3 让宝宝趴在新妈妈的大腿上，新妈妈一只手撑住宝宝，另一只手轻拍宝宝背部。

提高母乳的质量

为保证宝宝健康，哺乳新妈妈要注意提高母乳质量。为此，新妈妈不仅要维护好自己身体的健康，而且要保持快乐、舒畅的心情。

哺乳新妈妈饮食要多样化，所吃的食物要新鲜，多吃含有丰富蛋白质的食物，如牛奶、豆制品、鱼、鸡肉、蛋、瘦肉等。同时，尽量多吃各种新鲜蔬菜、水果，要多喝汤，不要吃刺激性的食物。

生活要规律，以保证充足的睡眠和休息。晚上少看电视，平时少干重活，不过度疲劳，才能分泌高质量的乳汁。

一定要保持情绪稳定、精神愉快。很多精神因素的刺激，可能会影响泌乳激素的分泌，使乳汁分泌量减少。

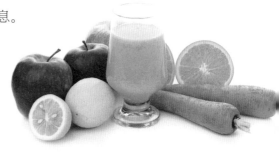

哺乳禁忌

很多新妈妈都会学习关于母乳喂养的知识，了解母乳喂养的基本技巧和注意事项。但是除了这些以外，新妈妈还需要知道母乳喂养的禁忌，了解不能在哺乳期间做什么。

浓妆哺乳

新妈妈身上的气味能刺激宝宝产生愉悦的"进餐"情绪。新妈妈浓妆艳抹，则会遮盖自身的气味，影响宝宝进食。

穿化纤内衣哺乳

穿化纤内衣最大的缺点就是衣物纤维容易脱落而堵塞乳腺管，影响哺乳，所以新妈妈要选择纯棉质的内衣。

随意用药

新妈妈用药后哺乳，有些药物会通过乳汁被宝宝吸收，对宝宝产生不良影响。所以新妈妈如果在哺乳期间生病，一定不要自行去药店买药服用，而应该在医生指导下，选择不影响哺乳的药。

哺乳时哄逗宝宝

如果宝宝在吃奶时被逗笑，乳汁可能会进入鼻腔，轻者会导致宝宝呛奶，严重的话可能会诱发吸入性肺炎。

饮酒后哺乳

新妈妈摄入的酒精会渗透到母乳里，哺乳会影响宝宝大脑发育。所以新妈妈不要饮酒，也不要食用含有酒精的食物。

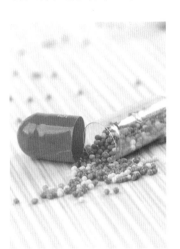

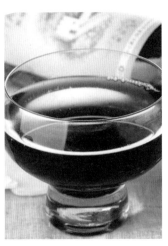

至少保证母乳喂养6个月

研究证明，母乳喂养的宝宝要比混合喂养及人工喂养的宝宝生病率低。母乳中有专门抵抗病毒入侵的免疫抗体，可以让6个月以内的宝宝有效抵抗麻疹、风疹等病毒的侵袭，以及预防哮喘之类的过敏性疾病等。

母乳喂养不仅为宝宝提供了充足的营养，也为妈妈和宝宝提供了亲密接触的机会，有益于宝宝的心理发育，增强安全感。

母乳喂养的新妈妈，产后恢复快、代谢快、消耗热量多。因为宝宝的吸吮可以刺激子宫的收缩，降低乳腺癌的发病率。有人认为母乳喂养的新妈妈容易乳房下垂，其实只要新妈妈经常按摩，并且坚持戴文胸支撑，可以预防乳房下垂。

母乳喂养对宝宝和新妈妈有多重益处。国际母乳会建议，至少要保证纯母乳喂养6个月，如果有条件，完全可以持续到宝宝2岁以上。

母乳不足，别担心

很多新妈妈会发现，宝宝有时候饿得特别快，总是要吃奶，尤其是晚上，会醒来吃好几次奶。当新妈妈遭遇母乳不足的危机时，不要着急给宝宝吃配方奶粉，而是要摄入更多的营养，配合正确的催乳方法。

对症"下药"，奶水不足不用愁

现代社会生活压力大，很多新妈妈都有奶水不足的现象，不少新妈妈会用一些中药来帮助催乳。在用这些药材时，最好先分清自己属于哪种缺乳类型，是气血虚弱型缺乳还是气血阻滞型缺乳，最好还是在用药之前咨询一下医生或营养师。

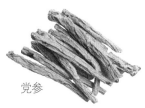

党参

气血虚弱型缺乳：新妈妈在分娩过程中出血过多，或因平时身体虚弱，导致产后乳汁少。

表现为乳房柔软不胀、面色苍黄、神疲乏力、头晕耳鸣、心悸气短、腰酸腿软等。一般服用补血益气和通乳的药材，比如黄芪、党参、当归、通草等。

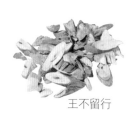

王不留行

气血阻滞型缺乳：新妈妈产后抑郁，肝郁气滞，导致乳脉不通，乳汁运行不畅，因而缺乳。表现为乳房胀痛、舌苔薄黄。宜选用行气活血药物，如王不留行。

合理饮食，奶水才会多

很多新妈妈觉得好不容易生下了宝宝，终于可以不用在吃上顾虑那么多了，赶紧挑自己喜欢吃的进补吧。殊不知，不挑食、不偏食比大补更重要。

营养均衡：因为新妈妈产后身体的恢复和宝宝营养的摄取均需要全面而均衡的营养，新妈妈不要偏食和挑食，要讲究粗细搭配、荤素搭配等。

宜适量补充催乳食物：每天喝牛奶，多吃新鲜蔬果，这些都可以帮助新妈妈通乳、催乳。

要重视水和蛋白质的充分摄入：这是乳汁分泌的物质基础，每天应摄取 2 700~3 200 毫升的水、90~100 克的蛋白质。

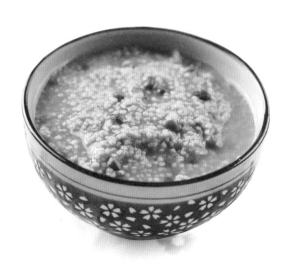

如何巧妙地从宝宝口中抽出乳头

1. 新妈妈可将食指伸进宝宝的嘴角，慢慢让他把嘴巴松开，再抽出乳头。

2. 新妈妈还可用手指轻轻压一下宝宝的下巴或下嘴唇，这样会使宝宝松开乳头。

3. 当宝宝吸饱乳汁后，新妈妈还可将宝宝的头轻轻地压向乳房，堵住他的鼻子，宝宝就会本能地松开嘴巴。

宝宝拒绝吃奶时，妈妈需要提高警惕

宝宝不像以前那么爱吃奶，有时甚至看见乳头就躲，这种情况多数是因为身体不适引起的。下面几种常见情况可供妈妈参考：

宝宝用嘴呼吸，吃奶时吸两口就停，这种情况可能是由于宝宝鼻塞引起的，应该为宝宝清除鼻腔内异物，并认真观察宝宝的情况。宝宝吃奶时，突然啼哭，害怕吸吮，可能是宝宝的口腔受到感染，吮奶时因触碰而引起疼痛。

宝宝精神不振，出现不同程度的厌吮，可能是宝宝有其他需要，如需要大小便或需要家人关注等，妈妈要细心观察宝宝的大小便情况和情绪，因为有可能是因为宝宝患了某种疾病，如消化道疾病，应尽快送医院诊治。

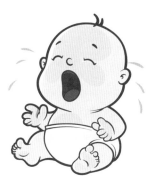

用手挤奶

当宝宝吃完奶后，新妈妈的乳房还有很多余奶怎么办？这个时候，一定要用手挤出来，否则容易导致乳汁淤积，引发乳腺炎等疾病，影响宝宝的喂养和妈妈的健康。

好处：用手挤奶利于保持乳房的形状，也是在按摩乳房；能及时发现乳房硬块，预防乳房疾病。

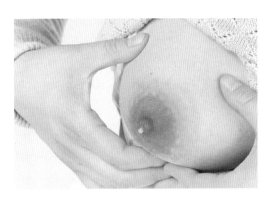

用吸奶器吸奶

新妈妈可以用手动或电动吸奶器将多余的乳汁吸出。但是新妈妈要注意，用吸奶器吸奶，时间最长不要超过 20 分钟，否则会导致乳头受损、疼痛。使用吸奶器之前，一定要清洗吸奶器。用吸奶器吸出的奶水要及时放进冰箱储存。

好处：用吸奶器吸奶可以避免宝宝每次只能吃到前奶，而吃不到营养丰富的后奶，可以做到每次吸空乳房，减少奶胀带来的痛苦。

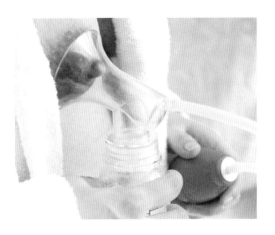

被误解为母乳不足的 7 种现象

宝宝频繁吃奶

新生儿的胃容积小，且母乳易消化，所以吃奶非常频繁，每 24 小时可达 8~12 次。另外，在宝宝猛长期，如 3 周、3 个月、6 个月时，宝宝的食量也会增加，吃奶的频率也会突然增加。

宝宝吃奶时间缩短

随着宝宝的长大，你会发现宝宝吃奶的时间会逐渐从半小时缩短到 5~10 分钟，这并非乳汁不足，而是宝宝掌握了吮吸的技巧，能够更快、更有效地吮吸到乳汁。

用吸奶器吸不出多少奶

这是很多新妈妈误认为母乳不足的常见表现之一。这种情况有的是因为吸奶器使用不当，有的则是因为乳腺不通。虽然吸奶器吸出的乳汁有限，但是经过宝宝小嘴的吮吸，乳房中的乳汁会源源不断地流出来。

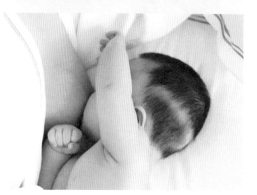

比别的宝宝长得慢

每位母亲的身体情况和每位宝宝的睡眠、吃奶规律都是不同的，宝宝的体重增长低于别的宝宝也不一定就是母乳不足。只要宝宝自己的体重增长在正常范围内就说明母乳是充足的。

乳房漏奶减少或不再漏奶

并不是越漏奶就证明母乳越充足，漏奶和母乳是否充足无必然关系。漏奶常常发生在宝宝出生的最初阶段，等宝宝的吃奶量和泌乳量趋于平衡的时候，漏奶现象自然就会消失。

感受不到奶阵

每位母亲对奶阵的敏感度不一样，没感觉到奶阵并不代表没有喷乳反射或是会影响泌乳量。新妈妈不必纠结于有没有奶阵，而是应该放松心情，顺其自然才能更好地哺乳。

宝宝吃奶后还能吃一些配方奶

宝宝吃奶后还能吃一些配方奶不一定是因为肚子饿，而是还有额外的吮吸需求。新妈妈应该用自己的乳房来满足宝宝的需求，而不是添加配方奶。

一放到床上就哭，是没吃够吗

很多新妈妈会遇到这样的情况：将宝宝一放到床上他就哭，因此就会产生疑惑，宝宝是没吃饱吗？需要赶紧喂奶吗？

这是不对的，新妈妈要先搞清楚宝宝究竟为什么哭，不能一哭就喂，否则很容易造成喂养过度。其实，宝宝一般的哭闹，主要是想引起新妈妈的关注，想让新妈妈抱抱，和他交流、说话。如果新妈妈抱起了宝宝，他还是哭，那可能就是其他的原因了。

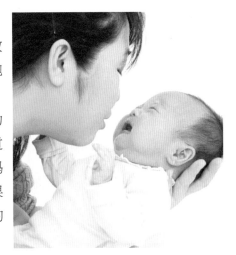

饥饿	哭的同时伴有啃手指、吃衣角或被角，吃到食物就停止啼哭
闹困	眼睛时睁时闭，哭声断断续续，入睡了就停止啼哭
有大小便	哭的同时脸涨得通红，并且还有用力的动作
胃肠不适	多发生在出生后一两周，傍晚发作，重者产生阵发而规律的剧哭，持续数分钟
叮咬或刺痛	阵发性地号啕大哭，需要马上查找原因，是否被叮咬或刺痛了

宝宝咬乳头，是吃饱了吗

宝宝为什么爱咬新妈妈的乳头呢？有可能是宝宝已经吃饱了。另外，较常见的原因就是宝宝长牙了，牙床又痒又疼，十分不舒服，而柔软的乳头正好可以解决这个问题。如果宝宝含乳头的姿势不正确，新妈妈也会觉得宝宝是在咬乳头。

宝宝总咬妈妈乳头怎么办

新妈妈要记住这样一个事实：一个吃奶吃得正香的宝宝是不会咬乳头的。当看到宝宝已经吃饱了，不再吞咽，而是开始吸吮着玩时，就可以试着将乳头拔出来，防止宝宝咬。具体做法是：平静地将手指头插进乳头和宝宝的牙床之间，撤掉乳头，还要语气和缓且坚定地对宝宝说："不可以咬妈妈，妈妈会疼的。"宝宝是可以听得懂的。对长牙期的宝宝，新妈妈可以准备一些牙胶或磨牙棒让宝宝咬，或者可以在喂奶之前先让他把这些东西咬个够。

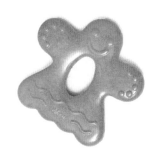

解决难题，将母乳喂养进行到底

在母乳喂养过程中，新妈妈们总会遇到各种各样的问题和困惑，下面介绍如何解决母乳喂养经常遇到的问题，希望能为新妈妈解决难题，将母乳喂养进行到底。

喂奶时宝宝哭闹，能把乳头硬塞给他吗

有的宝宝会在吃奶时哭闹、打挺，很多新妈妈第一反应就是怀疑自己奶少了，然后急急忙忙去给宝宝冲配方奶或者把乳头往宝宝嘴里塞。这样会引起宝宝对乳头产生反感。

此时，新妈妈可以用按压乳房的方法帮助乳汁流出，还要安抚宝宝，和他保持亲密接触，和他温柔地讲话。新妈妈可以把宝宝放在胸前，最好让他的脸紧贴新妈妈的胸脯，让他暂时休息。

如果还是哭闹，新妈妈就要查看宝宝是否鼻塞。如果宝宝有鼻塞的情况会影响吃奶，因为鼻塞时宝宝只能靠嘴巴呼吸，吃奶的时候不能呼吸，当然会哭闹。

宝宝吐奶现象

吐奶是宝宝常见的现象，一般是因为新生儿胃幽门狭窄，同时胃与食管结合部比较松弛，当胃强烈蠕动时，易发生食物反流，由口中吐出，形成吐奶。吐奶时，乳汁强有力地从嘴巴吐出，甚至呈喷射状。

对于吐奶，最简便的治疗方法是腹部按摩。一般为 4~6 小时一次，夜间可延长至 6 小时以上。每次按摩均在喂奶后半小时进行，以肚脐为中心，手指并拢，以顺时针方向按摩，同时给予腹部一定压力，速度适中，每次按摩时间 5~10 分钟。吐奶减轻后，按摩次数减至每日两三次，直至吐奶现象消失。

如果宝宝吐奶后还有精神不振、情绪不安、无法入睡、发热、肚子胀等现象，则可能是生病了，应该及时看医生。

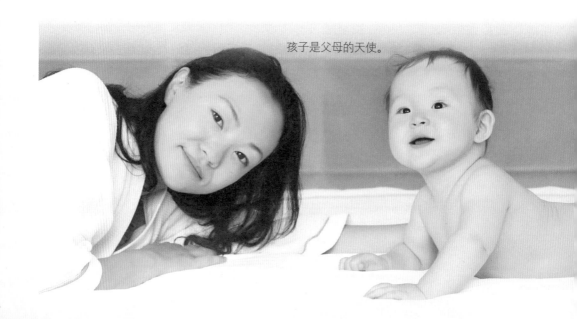

孩子是父母的天使。

宝宝吐奶可以继续哺乳吗

宝宝刚吃过奶，不一会儿就又吐出来了，这时有些新妈妈可能怕宝宝挨饿，于是就马上再喂。不过，有的宝宝吐奶后胃部会不舒服，可能不愿意吃奶，这时新妈妈不要勉强，应让宝宝胃部休息一下再哺乳。

一般情况下，吐出的奶远远少于吃进的奶，所以，新妈妈不必担心会饿着宝宝，只要生长发育不受影响，偶尔吐一次奶也不用过于担心。但是如果每次吃奶后就吐，最好做进一步检查，以排除疾病导致的吐奶。

宝宝溢奶怎么办

宝宝溢奶时，新妈妈首先要弄清楚宝宝是吐奶还是溢奶。吐奶的量比较多，吐奶前宝宝有张口伸脖、痛苦难受的表情；溢奶则量少，一般吐出一两口即止。溢奶是宝宝常见的一种现象，宝宝胃呈水平位，且容量小，功能尚不健全，容易发生溢奶现象。新妈妈只要学会判断溢奶的原因，采取相应措施即可。

如何预防宝宝吐奶、溢奶

宝宝胃部结构发育不完善，稍有不适就可能吐奶、溢奶，新妈妈在喂奶中和喂奶后应该注意一些细节，防止宝宝吐奶、溢奶。

采用合适的喂奶姿势：尽量抱起宝宝，让宝宝的身体处于45°左右的倾斜状态。

喂奶完毕让宝宝打个嗝：把宝宝竖直抱起靠在肩上，轻拍宝宝后背。

吃奶后不宜马上让宝宝仰卧，而是应当侧卧一会儿，然后再改为仰卧位。喂奶量不宜过多，间隔时间不宜过短。

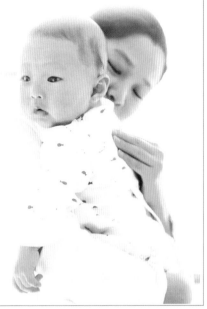

喂奶时吞入大量空气（如宝宝只含乳头不含乳晕，人工喂养奶嘴不合适等），每次喂奶量太多、太快，奶汁过冷或过热，喂奶后过多翻动宝宝等，都可引起溢奶。溢奶多发生在喂奶后较短时间内，若宝宝溢奶后精神好，无其他异常表现，新妈妈就不必太过担心。

新妈妈遇到宝宝溢奶时不要立即将宝宝抱起，应将宝宝平放，头侧向一边，避免宝宝将吐出的奶汁再呛入呼吸道。如果宝宝溢奶频繁，且吐出黄绿色、咖啡色液体，或伴有发热、腹泻等症状，要及时就医。

如果吃奶后很快就发生溢奶且频繁，几乎一吃就吐，吐出的多为刚吃进的奶汁，则可能为胃肠道功能失调或先天结构异常所致，应及时就医。

催乳不只是喝汤这么简单

很多新妈妈在乳汁不足时总会想到喝些能催乳的汤水来催乳，这对很多人来说是非常有效的，然而催乳并非只有这一种方法。影响乳汁分泌的因素除了新妈妈的休息、营养状况，还有新妈妈的心理作用，以及宝宝的吸吮等，所以催乳不只是喝汤这么简单。

高蛋白、高脂肪的催乳食物要适量

鲫鱼汤、猪蹄汤、鸡汤都是大家熟知的催乳汤品，其实，催乳并不是只吃这些高蛋白、高脂肪的食物。经常食用这类食物会使新妈妈变胖，乳汁中的脂肪含量增多，也会造成宝宝肥胖。有些肠胃消化能力差的宝宝，很可能因为吸收不好而出现脂肪泻。适合哺乳新妈妈的饮食是在保持营养均衡、食物多样化的基础上，适当补充催乳的食材。另外，很多蔬菜也具有催乳的功效，比如黄花菜、莴苣、豌豆等。

素食也能催乳

大部分人都认为肉类、蛋和奶是我们身体的主要营养来源，也是生产乳汁的主力军。其实很多蔬菜、豆制品和谷物都可以起到催乳的作用，而且素食比肉食更健康。肉类食物摄入过多容易引起消化不良，而蔬菜含有大量的膳食纤维，有的水果含有果胶，这些成分都能起到清洁肠胃的作用。

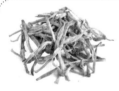 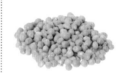 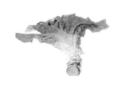 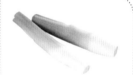

黄花菜：又名金针菜、萱草花，是萱草的花蕾，其营养物质十分丰富，每100克干品含蛋白质14.1克，几乎和动物肉类的蛋白质含量相当。中医认为，黄花菜有利湿、宽胸、利尿、止血、下乳的功效。

豌豆：又称青豆，含磷十分丰富。中医认为，豌豆性味甘平，有利小便、生津液、解疮毒、止泻痢、通乳之功效。

莴苣：含有多种营养成分，尤其含矿物质钙、磷、铁较多。中医认为，莴苣性味苦寒，有清热、利尿、活血、通乳的作用，尤其适合产后少尿及无乳者食用。

茭白：不仅口感甘美，鲜嫩爽口，而且营养丰富，富含多种维生素、矿物质、蛋白质及碳水化合物。中医认为，茭白性味甘冷，有解热毒、防烦渴、利二便和催乳的功效，但脾胃虚寒的新妈妈不宜过多食用。

对症食疗方，母乳不足不用愁

王不留行炖猪蹄

原料： 猪蹄 1 只，王不留行 10 克，姜片、盐各适量。

做法： ①将王不留行洗净，装入纱布袋；猪蹄洗净，剁成块后氽水。②将装有王不留行的纱布袋和猪蹄块一起放进锅内，加姜片和适量水煮熟烂。③去掉纱布袋，加盐即可。

功效： 猪蹄与王不留行一起煮后食用，对改善新妈妈缺乳具有很好的效果。

产后普通型缺乳

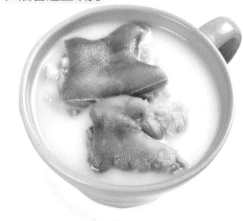

豌豆陈皮汤

原料： 鲜豌豆 100 克，陈皮 5 克。

做法： ①鲜豌豆洗净；陈皮用温水浸泡 5 分钟，洗净撕条。②鲜豌豆和陈皮条同放入砂锅中，加入适量水，大火煮沸，再转小火炖 40 分钟即可。

功效： 豌豆可生津通乳，陈皮可健脾理气，两者搭配，适合气血阻滞型缺乳的新妈妈食用。

气血阻滞型缺乳

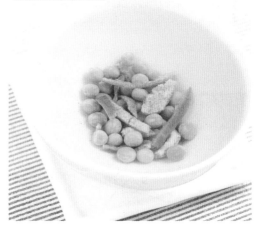

黄芪当归炖鸡

原料： 鸡 1 只，黄芪 15 克，当归 10 克，姜片、盐各适量。

做法： ①将黄芪、当归洗净后装入纱布袋，用水浸泡半小时。②将鸡洗净，放入砂锅中，把纱布袋及姜片一起放入鸡腹内，浸泡黄芪和当归的水倒入砂锅内。③加适量水，加盖炖 2 小时左右，炖好后加盐调味即可。

功效： 黄芪、当归和鸡肉搭配可补气血、催乳。

气血虚弱型缺乳

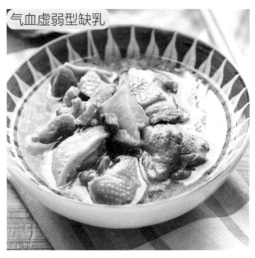

催乳按摩与宝宝吃奶反应

除了让宝宝勤吸、多吸乳房之外，新妈妈如果能用专业的乳房按摩方法来催乳，就能起到事半功倍的效果。

学习按摩催乳

按摩催乳的原理是理气活血、舒筋通络，是一种简便、安全、有效的催乳方式。

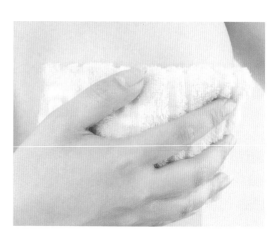

按摩之前，新妈妈最好用温水热敷乳房几分钟，遇到有硬块的地方要多敷一会儿，然后再进行按摩。

学习安全有效的催乳按摩方法，可以反复进行，每次喂奶前都按摩一下，可以畅通乳腺，帮助新妈妈成功催乳。

听专家怎么说催乳按摩问题

新妈妈在进行乳房按摩时要提前清洗乳房，具体步骤如下：

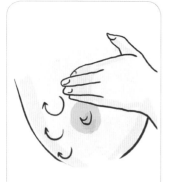

1 用拇指以外的四根手指指腹沿着乳房外围一边画圈一边轻推，可以双手一起，也可以先推一侧乳房，由外及内，渐渐推至乳晕区。

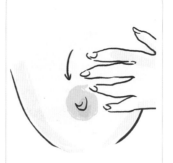

2 四指呈梳齿状从乳房外围根部向乳头方向梳理，奶结部位要反复梳理，千万不要用木梳梳理。

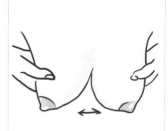

3 用手握住整个乳房，然后上下左右轻轻晃一晃，让乳汁更好地在乳腺里流动。

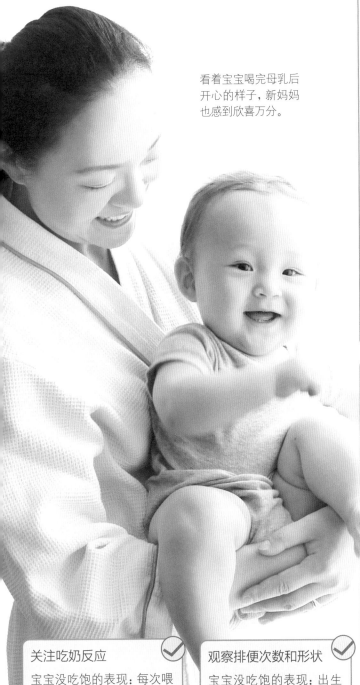

看着宝宝喝完母乳后开心的样子，新妈妈也感到欣喜万分。

宝宝是否吃饱了

母乳喂养的宝宝吃了多少奶、是否吃饱了，新妈妈心中常常没有底，新妈妈可以关注以下几个方面：

1. 新妈妈要时刻关注宝宝的体重。

2. 如果宝宝吐奶，有可能是吃得太饱了。

3. 吃饱了的宝宝吃完奶后会比较开心地玩耍一会儿；反之，如果还是哭闹，则有可能没吃饱。

Tips：奶阵来时，新妈妈可以用"剪刀式"喂奶，既避免呛到宝宝，又有利于宝宝舒舒服服地吃奶。

关注妈妈的感受

从新妈妈乳房的感觉看，哺喂前乳房比较丰满，哺喂后乳房较柔软，新妈妈有下奶的感觉，说明奶水充足，够宝宝吃；新妈妈喂完奶后，乳房不觉得软或空，这可能说明宝宝没有吃到足够的奶。

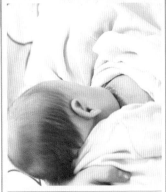

关注吃奶反应 ✅

宝宝没吃饱的表现：每次喂奶时，听不到连续的吞咽声，母乳喂养次数在 24 小时内少于 8 次；有的虽然超过 8 次，但宝宝总是哭闹不安。

观察排便次数和形状 ✅

宝宝没吃饱的表现：出生 3 天后，宝宝每天排便次数少于 3 次，仍然排黑色、绿色或棕色大便；每 24 小时排尿少于 6 次。

Tips：单纯从宝宝吃奶时间的长短来判断是否吃饱是不可靠的。

了解催乳按摩

催乳按摩虽然看似复杂、深奥，但只要新妈妈静下心来了解乳房的泌乳原理，掌握简单的手法和常用的催乳穴位，就能自己解决乳汁不下、乳汁不足、乳汁淤积、乳头凹陷等问题。

催乳按摩前的准备

催乳按摩前应准备温开水、脸盆、毛巾、毛毯、广口容器等，以便清洁乳房和处理挤出的乳汁，毛毯则可以保护新妈妈腹部以免受凉。

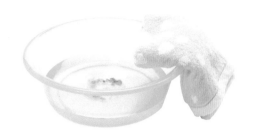

催乳按摩的作用

减少乳胀带来的疼痛

产后乳胀会导致疼痛，就是所谓的"痛者不通，通者不痛"。按摩能理气活血，疏通经络，可以缓解甚至消除乳胀带来的疼痛。

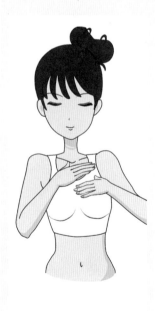

疏通输乳管，增加乳汁分泌

大部分初产妇的输乳管或多或少存在不畅通的情况。由于输乳管不畅通，导致宝宝吮吸困难，时间长了，会反馈性抑制脑垂体催乳素分泌，乳汁的分泌量就会逐渐减少。通过按摩疏通输乳管，就能很好地解决这个问题。

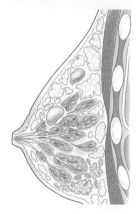

缓解乳腺增生，减少乳腺炎发病率

现在约有80%的女性患有乳腺增生，药物只能缓解，不能根治。另外，输乳管不通畅会导致乳房肿胀，如果没有及时疏通，很容易感染细菌，导致乳腺炎。在产褥期多进行乳房按摩，坚持母乳喂养，能有效缓解乳腺增生避免乳腺炎的发生。还可以促进乳腺发育及胸部肌肉发育，从而使乳房更加坚挺。

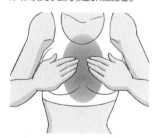

催乳按摩的优点

效果好：针对产后乳汁分泌问题，专家尝试过很多方法，实践证明按摩的效果更好（先天性乳腺发育不良和产后大出血者除外）。

时间短：利用按摩可以迅速解决乳痛、乳胀、乳汁分泌不足等问题。

安全、方便、易学：中医按摩相对于其他方法更安全、易学，自然地用手按压、抚摩以减轻病痛。

催乳按摩的一般步骤

催乳按摩大致分为三个步骤：清洁、热敷、按摩。

按摩前先洗净双手，准备 40℃左右的温水，用毛巾沾水，由乳晕处以环形方式清洗一侧乳房，重复此步骤数次后用干毛巾擦干，并用干净的毛毯覆盖保暖。

露出乳房，将温热的毛巾放置在乳房上，避开乳头，热敷 10 分钟左右。

热敷后开始按摩，按摩乳房时注意遮盖其他部位，以防受凉。

催乳按摩的注意事项

保持卫生：新妈妈和宝宝的抵抗力较差，如果不注意卫生，很容易感染病菌。所以按摩者应注意个人卫生，不留指甲，不戴戒指等硬物，以免划伤乳房。

新妈妈心情舒畅：按摩者态度一定要平和，尽量不要讲消极、泄气的话，以免引起新妈妈情绪波动，影响乳汁分泌。

按摩禁忌：产后 2 天内不宜按摩；产后大出血、急性乳腺炎患者不宜按摩催乳。

按摩手法的基本要求

有力、持久、均匀、柔和、深透，是催乳按摩手法的 5 个基本要求。

有力：手法必须能达到治疗需要的力量，也应根据新妈妈的体质、病症稍作调整。

持久：按摩者能运用适当的手法、根据治疗的需要坚持到治疗结束。

均匀：手法要有节奏性，速度不要时快时慢，力度不要时大时小。

柔和：手法要轻而不浮，重而不滞，用力不可生硬或用蛮力，变换动作要自然。

深透：主要是新妈妈的主观感觉，是指手法作用的最终效果不仅限于体表，而且也达到身体深处的筋脉、骨肉、脏腑。

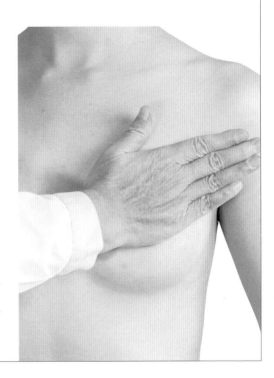

轻松搞定母乳喂养

在母乳喂养的过程中，一定会有一些疑惑困扰着新妈妈，相信下面一些喂养知识会帮新妈妈解决很多困惑。

乳头混淆怎么办

很多宝宝因为这样那样的原因，出生后在医院里先吃配方奶粉，这可能导致宝宝从此就不肯吃母乳了，这就是"乳头混淆"。尽管可以用奶瓶喂宝宝母乳，但那是下下策了，新妈妈应该努力帮助宝宝纠正乳头混淆。

纠正含乳姿势。耐心地帮助宝宝学习正确的含乳姿势。哺乳时，新妈妈要温柔地看着宝宝，跟宝宝说话，以减少宝宝的不适感。

先挤出奶水。一般乳头混淆的宝宝都不愿意等待奶水泌出，新妈妈可以在喂奶前先挤出些奶水并且刺激乳头产生喷乳反射。

停止使用奶嘴。马上停止给宝宝使用奶嘴和安抚奶嘴。即使母乳不足，需要加喂配方奶粉，也要用杯子、针管或者小勺喂。

多与宝宝肌肤接触。让宝宝熟悉妈妈的乳房，并加强彼此的信任，宝宝和妈妈的乳房关系建立好了，或许会愿意吃母乳。

听专家怎么说宝宝喂养问题

母乳喂养中，面对着宝宝，每天都会有新状况发生吧？如果新妈妈不知道如何来应对，就来听听专家是怎么说的吧！

？ 乳头过大怎么喂奶？

妈妈问：乳头偏大，宝宝吃奶时不容易把乳头吸进和含在嘴里，这时要怎么办呢？

听专家怎么说：乳头较大的新妈妈在哺乳前用一只手的拇指和食指捏住乳头轻轻揉搓十几次，哺乳时再用拇指和食指牵拉乳头，使其变细长后放在宝宝的嘴旁，让宝宝尽量张大嘴巴后把乳头放进去，但注意不要让宝宝吸得太快，以免呛奶。

？ 乳房不胀就是没奶？

妈妈问：是否一定要乳房胀胀的，才是有奶呢？

听专家怎么说：当乳房处于非常胀的状况时，反而容易奶少，因为乳汁充满乳腺细胞的 2/3 后，就开始抑制泌乳。如果刚好宝宝要吃奶了，新妈妈也刚好感觉乳房有胀胀的感觉，是一个比较好的哺乳期状态；如果宝宝已经吃饱了，新妈妈却经常、反复胀奶，反而会造成堵奶、乳腺炎。

？ 怎样算是排空乳房？

妈妈问：一直提到的"排空乳房"指的是什么？

听专家怎么说：其实乳房无法完全排"空"，应该说是尽量排出乳汁，而最佳的方式就是多让宝宝吸吮。若是乳汁没有完全排出，残存在腺体细胞中的乳汁就会产生压力，抑制乳房分泌乳汁，造成泌乳量减少。

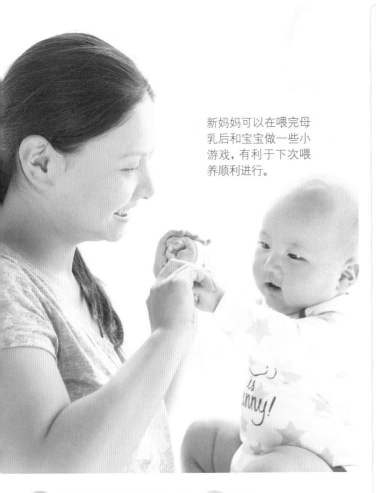

新妈妈可以在喂完母乳后和宝宝做一些小游戏，有利于下次喂养顺利进行。

纯母乳喂养的宝宝也需要补充其他维生素

健康母亲的母乳虽然几近完美，但维生素D、维生素K的含量稍低。因此，建议在专业人员的指导下新妈妈对这两种维生素进行适量补充。

尽早户外活动或适当补充维生素D：适宜的阳光会促进皮肤中维生素D的合成，因此妈妈在天气好的时候，应尽早抱宝宝到室外活动；也可以在专业人员的指导下为宝宝补充富含维生素D的制剂。对于早产儿、双胞胎、在北方的冬季或南方的梅雨季出生的宝宝，应在专业人员指导下及时补充维生素D；正常母乳喂养的宝宝可于出生后1~2周开始每日口服维生素D400~800国际单位；人工喂养的宝宝，应首先选用适合0~6月龄的婴儿配方奶粉，因为《食品安全国家标准婴儿配方食品》规定这种奶粉中每100克应添加200~400国际单位的维生素D。

补充维生素K：对于母乳喂养的宝宝，从出生到3月龄，可每天口服25毫克维生素K_1，也可采用出生后口服2毫克维生素K_2，然后到1周和1个月时分别口服5毫克，共3次。混合喂养和人工喂养的宝宝，应优先选用适龄婴儿配方奶粉，《食品安全国家标准婴儿配方食品》规定0~12月龄的婴儿配方奶粉中每100克中应添加维生素K_1不少于22微克。

? 吃奶时睡觉要叫醒？

妈妈问：宝宝吃奶吃累了睡着了，需要叫醒宝宝吗？

听专家怎么说：吃奶对宝宝来说是项"劳动"，加上喂奶时宝宝都依偎在新妈妈的怀中，既温暖舒适又安全，宝宝确实会睡着。如果宝宝总是没吃几分钟就睡着，时间长了会影响体重增长。所以，新妈妈在喂奶时可以不断刺激宝宝的吸吮，当感觉到宝宝停止吸吮了，就轻轻动一下乳头。

? 哺乳妈妈能用药吗？

妈妈问：哺乳期间生病了，能用药吗？

听专家怎么说：哺乳期妈妈用药要慎重。需要用药时，应向医生说明自己正在喂奶。服用医生开出的药物时，为了减少宝宝吸收的药量，新妈妈可以在哺乳后马上服药，并尽可能推迟下次哺乳时间，最好是间隔4个小时以上，以便更多的药物被代谢掉，使母乳中的药物浓度降到最低。

混合喂养，要注重方法

母乳是宝宝珍贵的食物，可是很多新妈妈会面临母乳不足或不能按需哺乳的情况，这该怎么办呢？不用着急，此时可以采取混合喂养的方式，既能保证宝宝的营养供给，又不会导致新妈妈回奶，而且随着情况的改观，还有可能实现纯母乳喂养。

什么情况下必须混合喂养

很多新妈妈都说，自己的宝宝无时无刻不想吃奶，担心这是因为自己的母乳不足，宝宝没有吃饱。其实，宝宝总想吃母乳不一定就说明他饿了，有些宝宝吃奶是为了寻求安慰。

在宝宝出生后的头一两个月内，很多宝宝吸吮母乳的次数都会非常频繁，这是正常的。宝宝吃母乳的次数多不一定说明母乳不足，因为宝宝刚出生时，他的胃容量很小，很容易饿。

如果宝宝还很小，那么在考虑要不要给他添加配方奶粉进行混合喂养时，新妈妈需要特别谨慎。如果已经断定了母乳不足，并且宝宝体重增长速度太慢，没有达到标准体重，就可以选择混合喂养。

新生儿的体重下降幅度超过正常值。宝宝在出生后前 10 天，体重会较出生时下降 5%~10%。10 天或半个月后，宝宝会开始每天增重 50 克左右。到满月时，宝宝体重比出生时会增长 1 000 克左右。如果宝宝体重下降幅度超正常值或 3 周后体重增加不足，可考虑混合喂养。

宝宝长到第 5 天后，24 小时内尿湿的尿布不足 6 块，说明宝宝摄入的奶量不足。

宝宝大部分时间都很烦躁或特别嗜睡，也是宝宝没有吃饱的表现。

不要放弃母乳喂养

混合喂养最容易发生的情况就是放弃母乳喂养。新妈妈一定要坚持给宝宝喂奶，有的新妈妈下奶比较晚，但随着产后身体的恢复，乳量可能会不断增加，如果此时放弃母乳喂养，就等于放弃了让宝宝吃母乳的机会，希望新妈妈能够尽力用自己的乳汁哺育可爱的宝宝。

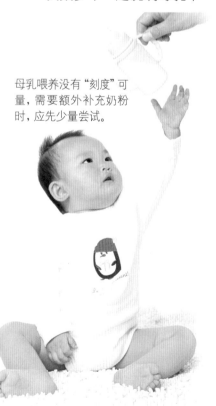

母乳喂养没有"刻度"可量，需要额外补充奶粉时，应先少量尝试。

初始混合喂养需注意

　　产后因母乳不足，或妈妈体虚不能按需哺乳时，可适当给新生儿添加配方奶粉做补充，进行混合喂养。尤其是在产后的几天内，不能因母乳不足而放弃母乳喂养。夜间最好母乳喂养，因为夜间乳汁分泌量相对增多，母乳可能会满足宝宝的需要。但如果母乳量太少，宝宝吃不饱，就会缩短吃奶间隔，影响母婴休息，这时就要以配方奶粉为主了。

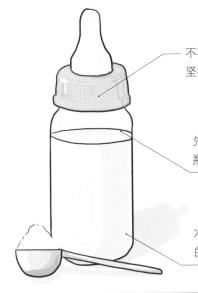

不要随意更换配方奶粉的品牌。宝宝适应一种品牌后最好坚持下去，不要让宝宝的肠胃不断"做实验"。

先用小勺喂奶。最开始给宝宝喂奶粉时应注意不要使用奶瓶，应使用小勺、小杯或滴管喂，以免造成乳头混淆。

冲泡奶粉前要仔细阅读说明。不同品牌的奶粉会有不同的冲泡剂量与方法，要阅读使用说明，不要混用量勺。

补授法

补授法是在喂完母乳后，立即给宝宝加喂配方奶粉的方法。

优点：宝宝的频繁吸吮能刺激新妈妈的泌乳反射，从而使乳汁分泌量增加。

缺点：易使宝宝消化不良，易使宝宝乳头混淆。

优化方法：选用仿真乳头。

代授法

一次喂母乳，一次喂配方奶粉或代乳品，轮换间隔喂食。这种方法适合 6 个月以后的宝宝。

优点：可逐渐地用代乳品、稀饭等代授，培养宝宝的咀嚼能力，为以后的断奶做准备。

缺点：容易使母乳分泌量减少。

优化方法：每天母乳喂养的次数不少于 3 次。

好妈妈必知

要注意的是一定要在刚分娩不久就训练宝宝吸吮乳房，因为这时宝宝的吸吮反射最强。不要总给宝宝用奶瓶喂奶，因为用奶嘴容易吸奶，有的宝宝会因此偷懒，不愿再费力吸母乳。

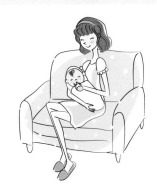

科学的混合喂养早知道

当前，很多新生儿家庭采取混合喂养，一方面是因为新妈妈大多为上班族，生活节奏快，工作任务重，压力大，分泌乳量偏少。另一方面，主动选择混合喂养的新妈妈也越来越多，所以学习如何做到科学的混合喂养就显得很重要。

先哺喂母乳，再补充其他乳品

针对月龄较小的宝宝，新妈妈可以先喂约 10 分钟的母乳，然后补授一定量的配方奶粉，以补充优质蛋白质的不足。

个别宝宝吃完母乳后难以接受代乳品，而母乳又不够一次吃饱，就只好采取先吃配方奶粉后吃母乳的方法。混合喂养时，尽量先哺喂母乳，将乳房吸空后，再给宝宝补充其他乳品，补授的奶量要按宝宝食欲情况与母乳分泌量多少而定，原则是以宝宝吃饱为宜。补授刚开始时需观察几天，以便掌握每次补授的奶量及宝宝有无消化异常现象，以无腹泻、吐奶等情况为好。

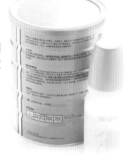

混合喂养要先哺喂母乳，再给宝宝补充其他乳品。

听专家怎么说混合喂养问题

初次混合喂养时，注意不要使用带橡胶奶嘴的奶瓶喂宝宝，应使用小匙、小杯或滴管喂，以免造成乳头混淆，为以后实现纯母乳喂养造成障碍。同时要保证喂养工具的清洁干爽，每一次使用后要清洁干净并晾干。

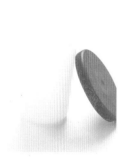

小杯 初次混合喂养时宜用小杯。

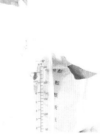

配方奶 选择适合宝宝的配方奶粉。

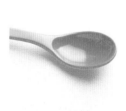

小勺 可代替奶嘴给宝宝喂水。

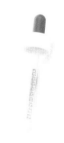

滴管 初次喂奶时，可代替奶嘴给宝宝喂奶。

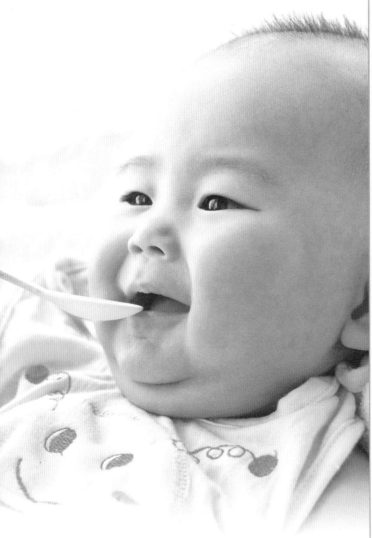

避免不必要的混合喂养

宝宝出生后 15 天内，母乳分泌不足时，要尽量增加宝宝吸吮母乳的次数，只要有耐心和信心，乳汁会逐渐多起来的。如果出生半个月内，宝宝每次吃完奶后都哭，应注意监测体重，只要每 5 天增加 100~150 克，即使每次都吃不饱，也不必急于加喂配方奶粉。

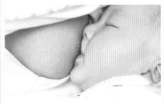

Tips：母乳是妈妈给宝宝最好的食物，必要情况下的混合喂养既能让宝宝吃到母乳，又能保证他生长所需的总奶量。但是，一定要避免不必要的混合喂养。

混合喂养需注意的细节

1. 喂乳时应该先将乳汁布满乳头，防止宝宝吸入空气造成腹痛或者溢乳。

2. 每一次冲奶粉的时候量最好就是宝宝一次吃的量，最好不让宝宝吃放置时间长的奶粉。

3. 混合喂养时还是应该以母乳为主。

学习哺乳知识

学习正确的哺乳方式和相关的泌乳知识也会帮助催乳。为了增加泌乳量，新妈妈首先可以增加宝宝吸吮乳头的次数，尤其是夜晚的喂奶次数。同时，每次喂奶后还可以用吸奶器吸空乳房。喂奶前热敷和按摩乳房对增加泌乳量也会有帮助。加上注意睡眠，放松心情，适当吃催奶食物，大多数新妈妈都可以将母乳喂养持续到宝宝 6 个月大。

过早添加奶粉，影响母乳分泌

如果在宝宝一两个月大时就添加配方奶粉，可能会影响宝宝吸吮乳头的次数和每次吸吮的量，最终会导致母乳分泌不足。

代乳品不要用鲜牛奶

鲜牛奶蛋白质分子结构大，不容易被宝宝吸收，会加重肝肾负担；加之鲜牛奶中磷含量高，会直接影响宝宝对钙的吸收。

对于 1 岁以内的宝宝来说，配方奶是最佳的代乳品。它以牛奶为原料，根据母乳成分进行了调配，改变了牛奶中不适合婴幼儿生理的成分，降低牛奶中的总蛋白质，调整钙、磷、钠、钾、氯等矿物质的比例。这样，配方奶更符合婴幼儿的生理特点，既减轻肝肾负担，又有利于宝宝的心脑发育。因此，宝宝的代乳品最好选择更接近母乳且营养更全面均衡的配方奶。

添加的配方奶不要用开水冲调

不少新手爸妈喜欢用开水冲奶粉，这是错误的做法，因为水温过高会使奶粉中的乳清蛋白产生凝块，影响消化吸收。另外，某些遇热不稳定的维生素会被破坏，特别是有的奶粉中添加的免疫活性物质会全部被破坏。一般冲调奶粉的水温控制在42℃左右为宜。

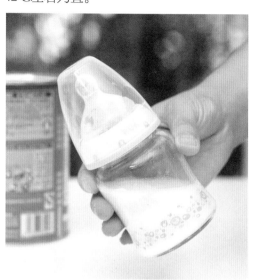

减配方奶的 3 个信号

相信很多新妈妈还是希望能够进行纯母乳喂养的，其实混合喂养后也有可能回归纯母乳喂养，新妈妈要留心观察，如果出现以下信号，就可以尝试着适当减少配方奶的量了。

宝宝吐奶次数

增多：一天吐几次奶是正常的，不过如果宝宝一天吐 8 次左右，甚至 10 次以上，就说明妈妈泌乳量可能增多了，可以适当减配方奶了。

宝宝睡得久：

宝宝一般在饿的时候会醒来吃奶，而在饱餐一顿后，睡眠时间会相对增长，此时，可适当减少配方奶的喂养。

堵奶：混合

喂养后，新妈妈的乳汁没有完全被吸出，就容易出现堵奶的情况，这时妈妈就应该尝试让宝宝多吃母乳，从而逐渐减少配方奶。

为宝宝冲出好奶粉

　　婴幼儿配方奶在普通奶粉的基础上，添加了多种营养成分，如果操作不当，很容易引起营养流失，因此对操作方法要求较高。在冲调配方奶时，最好严格按照一定规范及配方奶说明中的食用方法冲调。新手爸妈可以跟着以下步骤学习简单冲奶粉的方法。

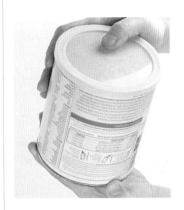

1 阅读配方奶说明书：冲配方奶前应仔细阅读说明书，查看冲调比例和相应月龄奶粉用量。

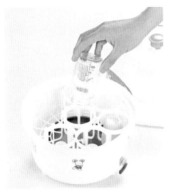

2 预热奶瓶：奶瓶先预热消毒，可用奶瓶消毒锅进行消毒。

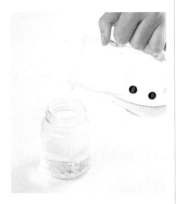

3 先放温开水：取适量温开水，水温以 40~45℃ 为宜。一定要先倒水，这样才能保证比例精确。

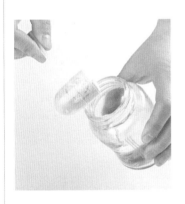

4 奶瓶中加入适量奶粉：使用量勺量取奶粉，在奶粉筒设置的桶壁上把勺上的奶粉刮平，然后放入奶瓶中。

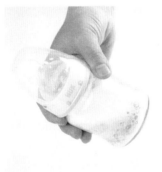

5 充分摇匀奶液：盖上奶瓶盖之后，充分摇匀奶液。在喂宝宝之前，先试试配方奶的温度，可将奶液滴在手腕内侧试温度。

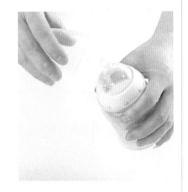

6 盖上防尘盖：如果宝宝不是立即饮用，应盖上奶瓶盖防止灰尘进入。正确冲调配方奶，宝宝喝得更卫生。

混合喂养
不要太教条

新妈妈在哺喂宝宝时，要根据宝宝的情况、新妈妈乳汁的分泌情况，各种环境、生活等外界因素的影响，适时做出调整，不可太死板、教条。

混合喂养对宝宝的影响

宝宝吃完一顿配方奶，要等稍长一段时间后，才会再想吃下一顿。这是因为宝宝消化配方奶的速度没有消化母乳那么快，所以，配方奶可能更禁饿。

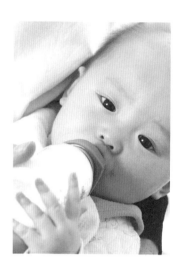

宝宝吃配方奶粉后，他的大便就会变得比他只吃母乳时要硬，稀稠度和花生酱差不多。大便颜色是褐色或棕色，味臭。大便次数也没有他只吃母乳时那么频繁，这是因为配方奶中的蛋白质较多，延缓了宝宝的消化速度。

如果宝宝添加配方奶后的呕吐物或大便中有血点，一定要带他去看医生，可能是牛奶不耐受。

听专家怎么说混合喂养问题

混合喂养一方面可以保证新妈妈的乳房按时受到宝宝吸吮的刺激，从而维持乳汁的正常分泌，让宝宝摄取到丰富的营养；另一方面相对人工喂养更有利于增进母婴感情，使宝宝得到更多的母爱。

❓ 混合喂养时，要喂宝宝几次母乳？

妈妈问： 在混合喂养时，总是不清楚每一天要喂宝宝几次母乳，几次奶粉？

🔊 **听专家怎么说：** 混合喂养时，应该每天按时进行母乳喂养，即先喂母乳，再喂其他乳品，这样做的目的是可以保持母乳分泌。除了定时母乳喂养外，每次母乳时间不应超过 10 分钟，避免宝宝因时间过长而感到疲惫，然后喂其他乳品。如果新妈妈因为工作原因，不能白天哺乳，可以在每天固定时间哺喂，一般不少于 3 次，这样才能保证乳汁充分分泌，也可满足宝宝每次的需要量。

❓ 夜间喂母乳，奶水更充足？

妈妈问： 在混合喂养中，身边的朋友建议夜间喂母乳，这样做有什么好处吗？

🔊 **听专家怎么说：** 混合喂养的宝宝夜间最好选用母乳喂养。夜间喂母乳好处多。夜间新妈妈休息，乳汁分泌量相对增多，宝宝的需要量又相对减少，母乳基本会满足宝宝的需要。宝宝对乳头的吸吮和刺激，会使母体产生更多的乳汁。并且，夜间哺乳可以使母体内有镇静作用的激素水平提高，从而有助于睡眠。

如何度过"暂时性哺乳期危机"

"暂时性哺乳期危机"表现为本来乳汁分泌充足的新妈妈在产后第 2 周、第 6 周和 3 个月时奶水突然减少，乳房无奶胀感，喂奶后半小时左右宝宝就哭着找奶吃，宝宝体重增加明显不足。为了顺利度过这一时期，新妈妈可以从以下几方面着手：

1. 新妈妈要保证充足的休息和睡眠，保持愉悦的情绪，这样有利于乳汁的分泌。

2. 每天适当增加哺乳次数，如果有条件全天陪伴宝宝，只要宝宝醒来后，就让宝宝吸吮母乳，吸吮的次数多了，母乳分泌量自然会增多。

3. 每次哺乳时，每侧乳房至少吸吮 10 分钟以上，两侧乳房均应吸吮并排空，这样有利于泌乳，又可让宝宝吸到含较高脂肪的后奶。

4. 宝宝生病暂时不能吸吮母乳时，可将奶吸出，用杯或汤匙喂宝宝。

5. 月经期只是暂时性乳汁减少，经期中可每天多喂 2 次奶，经期过后乳汁量将恢复如前。

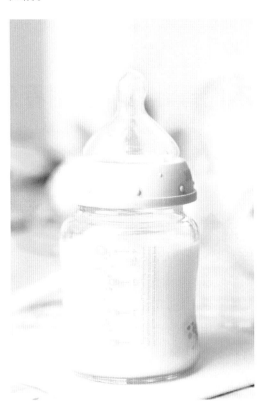

❓ 需要添加乳品以外的饮品吗？

妈妈问：担心宝宝营养不够，需要给宝宝添加乳品以外的饮品吗？

🔊 **听专家怎么说**：新生儿胃肠道功能尚没有发育完善，各种消化酶还没有形成，肠道对细菌、病毒的抵御功能很弱，对饮品中所含的一些成分缺乏消化处理能力。如果这时给宝宝喝其他饮品，可能会造成消化道功能紊乱，引起腹泻等症状，所以不需要添加乳品以外的饮品。

❓ 母乳能和配方奶粉混在一起吗？

妈妈问：身边有的朋友为了图省事，把母乳和配方奶粉混在一起喂宝宝，这样做可以吗？

🔊 **听专家怎么说**：新妈妈最好不要用这种方法喂宝宝。因为这种混合方法除了不能保证奶水的营养被吸收外，还可能造成消化不良，影响宝宝的健康。首先，宝宝的吸吮比人工挤奶更能促进母亲乳汁的分泌。其次，如果冲调配方奶粉的水温较高，会破坏母乳中含有的免疫物质。最后，这样做不容易掌握需要补充的配方奶粉的量。

人工喂养，可选择配方奶粉

相对于母乳喂养，人工喂养确实有很多缺点和麻烦，但只要掌握了人工喂养的方法，选用优质的乳品或代乳品，调配恰当，也能满足宝宝的需要。

不能母乳喂养也别着急

母爱，无关乎奶多奶少，用心就是好妈妈！出于各种原因，不得不放弃母乳喂养的新妈妈不要为此感到遗憾，也不要心存内疚。现在的宝宝是很幸运的，尽管不能吃母乳，但还有配方奶粉，一样能让宝宝健康成长。

配方奶粉是在普通奶粉的基础上，加入各种营养成分，以达到接近母乳效果的母乳化奶粉。配方奶粉成分已接近母乳，很多配方奶粉甚至改进了母乳中铁含量过低的不足之处，除去了牛奶中不利于宝宝吸收利用的部分，以便更好地满足宝宝的营养需要。

人工喂养的宝宝每天吃多少奶合适

人工喂养的宝宝每天吃多少配方奶粉才合适？由于每个宝宝的需要不尽相同，所以父母只有通过仔细观察和不断尝试，才能了解自己的宝宝真正的需要量。

人工喂养的原则

人工喂养的宝宝喂养原则一般按照每千克体重 100~110 毫升供给，一天的总量以不超过 600 毫升为宜。如果过量供给容易因消化不良而导致宝宝腹泻。每个宝宝具体情况不同，因此新妈妈不要纠结于具体数字，而是根据自己宝宝的实际需求来定量。

观察宝宝的反应

新妈妈可以先少量添加，然后观察宝宝的反应。如果宝宝吃后不入睡或不到 1 小时就醒，张口找奶瓶甚至哭闹，说明宝宝还没吃饱，可以再适当增加量。依此类推，直到宝宝吃奶后能安静或持续睡眠 1 小时以上。

新妈妈有以下疾病，不宜母乳喂养

1. 传染性疾病：乙肝。
2. 代谢疾病：甲状腺功能亢进或减退、糖尿病。
3. 肾脏疾病：肾炎、肾病。
4. 心脏病：风湿性心脏病、先天性心脏病、心脏功能低下。
5. 其他类疾病：服用哺乳期禁忌药物、急性或严重感染性疾病、孕期或产后有严重并发症、红斑狼疮、恶性肿瘤、艾滋病等。

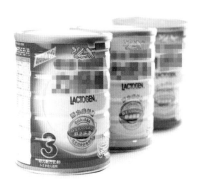

给橡皮奶嘴开孔有讲究

有些奶嘴买回来就有开孔，但宝宝吸吮起来还是很费力时，就需要再开个孔了。有的奶嘴没有开孔，需要新妈妈自己来操作。

需要注意的是，不管是扎孔还是剪口，都先要从小孔、小口开始。如果孔开得过大，不要凑合着让宝宝用，以免宝宝吃奶时奶汁流出速度过快，宝宝来不及吞咽，引起呛咳。

判断开孔是否合适的方法：将装满水的奶瓶倒置，如果水慢慢地一滴一滴流出来，表示奶嘴孔大小是适中的；如果水呈直线流出来，表明孔太大；而用力甩后才有水流出则表明孔洞太小。

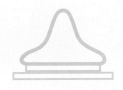 **小圆孔**

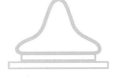 **大圆孔**

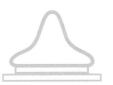 **十字孔**

用大头针给橡皮奶嘴开孔。取大头针一枚，用钳子将其夹住，将针的前 1/3 放在火上烧红后，立即刺入奶嘴顶端，可形成一个小孔。

用牙签给橡皮奶嘴开孔。用牙签的尖端用力顶奶嘴头，使奶嘴头顶端外凸，然后用剪刀将外凸部分连牙签一并剪去，孔即开成。

用剪刀给橡皮奶嘴开孔。用剪刀在奶嘴上剪开一个十字形开口，开口大小可根据需要适当多剪或少剪。

圆形奶瓶

适合 0~3 个月的宝宝用。这一时期，宝宝吃奶、喝水主要是靠新妈妈喂，圆形奶瓶内壁平滑，里面的液体流动顺畅。母乳喂养的宝宝喝水时最好用小号奶瓶，储存母乳可用大号的。

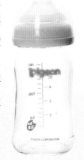

带柄小奶瓶

1 岁左右的宝宝可以自己抱着奶瓶吃东西了，但又往往抱不稳，这种类似练习杯的奶瓶就是专为他们准备的。两个可移动的把柄便于宝宝用小手握住，还可以根据姿势调整把柄，坐着、躺着都行。

人工喂养的宝宝需注意

　　母乳并不是亲子关系的全部，喂养方式也只是母爱的一部分。在已经尽力的前提下，当新妈妈选择人工喂养时，请不要自责，认真而充满爱意地给他喂奶粉吧。那么在给宝宝人工喂养的同时，需要注意哪些事项呢？

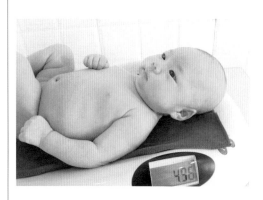

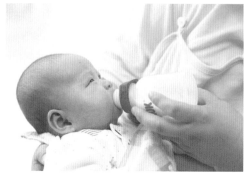

人工喂养的宝宝要定期称体重：为了了解宝宝生长的情况，人工喂养的宝宝最好定期称量体重，体重增加过多，说明喂养过度；体重增加过少，说明喂养不足，可以通过观察生长发育图来了解宝宝的体重。每月称体重后，将体重的数值记在生长发育图上，进行比较。

人工喂养宝宝的姿势应与母乳喂养相同：新妈妈要选择舒适的位置，使背部和腰部有支托，然后让宝宝舒适地斜躺于妈妈怀里，略微倾斜奶瓶。

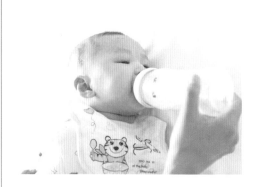

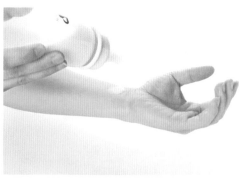

避免吸入空气：在将奶嘴放入宝宝嘴中时，务必保证奶嘴中充满奶水，以免宝宝吸入空气，导致宝宝吃奶后吐奶。

调试好奶水的温度：在给宝宝喂奶前，新手爸妈应确保冲调奶粉的温度适宜。可用奶嘴滴几滴奶液于手背处或手腕间，以不感到烫或凉为宜。

吃配方奶的宝宝要补水

与母乳喂养宝宝略有区别，人工喂养宝宝需要额外补充水分。因为配方奶粉是由牛奶加工并添加一些宝宝必需的营养素制作而成的，其成分只是接近母乳，其中一些蛋白质、氨基酸的组成和比例，酶物质的种类和含量等与母乳仍有区别。配方奶粉进入体内，在消化吸收的过程中要有一定量的水分参与代谢，并经过肝脏代谢和肾脏的浓缩稀释，最终部分从大便和小便中排出体外。因此，吃配方奶的宝宝一定要补水。

夏天应适当增加水量，感冒、发热及呕吐或腹泻脱水时更应频繁饮水。记住，这些只是给宝宝喝白开水的量，水果和果汁不能代替水。

每天补水量有规律

人工喂养的宝宝每天都需要喂水，每次喂水量约为每顿奶量的一半：

1 周时	30 毫升
2 周时	45 毫升
1 个月时	50~60 毫升
3 个月时	60~75 毫升
6 个月时	80~100 毫升
8~12 个月时	100~120 毫升

不要给宝宝喂糖水

有人认为给宝宝喂糖水可预防低血糖，防止因乳量少而不能满足宝宝的生长发育的需要，同时也可以减少哭闹。研究发现，宝宝喂糖水后，往往不愿频繁吸吮母乳，不但影响母乳的摄入，还会影响母乳的分泌，使宝宝得不到足够的营养，从而影响生长发育。

要不要给宝宝吃维生素 D 和钙

不管是人工喂养还是母乳喂养的宝宝，出生后半个月，新妈妈就要为宝宝补充维生素 D 了。如果宝宝没有明显的缺钙征象，就不要额外补充钙剂，只要每天吃维生素 D 400~800 国际单位就可以了。母乳和配方奶中含钙量较高，而维生素 D 的含量较少，因此必须额外补充维生素 D，以促进钙的吸收。有些新妈妈不会给宝宝喂维生素 D，其实方法很简单。

1. 新妈妈洗净手，把维生素 D 滴剂的口放在开水里使之融化。

2. 把宝宝抱起来，头稍向后仰。

3. 把维生素 D 挤进宝宝嘴里，保持宝宝后仰姿势 10 秒钟即可。

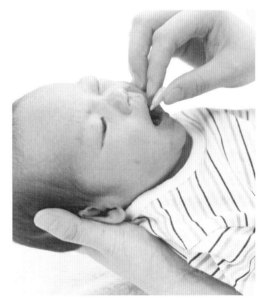

选择适合宝宝的配方奶粉种类

目前市场上配方奶粉成分大多符合宝宝需要，但在成分配比上略有不同。配方奶粉除了有月龄区别外，还有普通婴儿配方奶粉、早产儿配方奶粉、不含乳糖的配方奶粉、水解蛋白配方奶粉等差异，新手爸妈要仔细阅读配方奶粉说明，选择一款适合自家宝宝的奶粉。

一看二冲三倒转，冲出好奶粉

新妈妈如果给宝宝选择了混合喂养或者人工喂养，一定要学会用正确的方式冲调奶粉。不要认为冲调奶粉是件小事，如果冲调不好，不仅会导致宝宝营养吸收不良，还会引起宝宝的不适。所以，新妈妈一定要学会"一看二冲三倒转"的冲调奶粉方法，以及学会分辨奶粉的质量。

听专家怎么说冲调奶粉问题

新妈妈提前准备这些：清洗干净的奶瓶、温度在 40℃左右的温水、带量勺的奶粉。

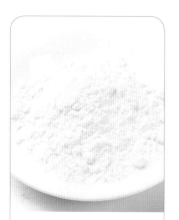

1 看粉体。挑选奶粉时，先看看粉质如何。舀适量奶粉放在小盘中，轻轻震摇，好的奶粉是均匀、松散、不结块、粉质细腻的。

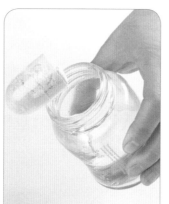

2 冲奶，看溶解度。接着取适量的奶粉冲调，把奶粉放入 40℃水温的奶瓶中，观察溶解度，好奶粉可以很均匀地在水中溶解而不会结块。奶粉均匀溶解，意味着营养均衡地溶解在水中，宝宝可以吸收到全面的营养。

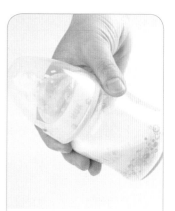

3 倒转晃动，看沉淀。倒入奶粉后，水平或者上下轻轻摇动、晃动奶瓶，观察泡沫消失速度和奶瓶瓶底。好的奶粉无沉淀、无挂壁，所有的物质都均匀地溶解于水中，溶解好才更好吸收。而不好的奶粉，会有小颗粒挂壁，甚至出现结块或沉淀物。

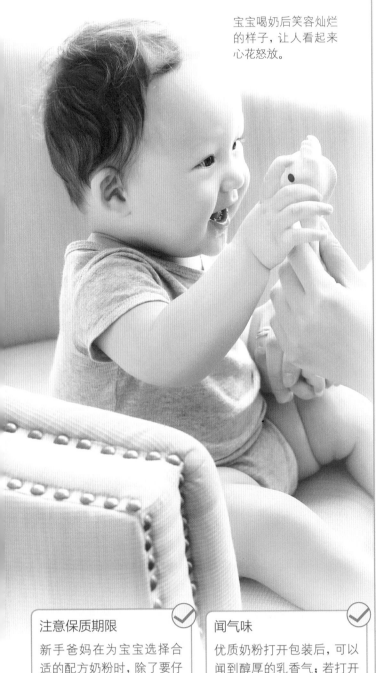

宝宝喝奶后笑容灿烂的样子，让人看起来心花怒放。

摸摸看

优质奶粉摸起来是松散柔软的，可以摸到奶粉非常细小的颗粒。如果用手捏后，发现有发硬、发黏的感觉说明奶粉可能受潮；如果奶粉不易捏碎，那就证明这种奶粉比较劣质。

Tips：优质奶粉应是白色略带淡黄色，色深或带有焦黄色为次品。

奶具要清洗干净

1. 用婴儿奶瓶专用毛刷，沿内壁清洗奶瓶、奶嘴等奶具。有够不着的地方，用小毛刷伸进去清洗。

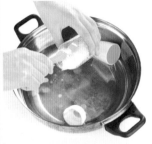

2. 清洗完后，将奶瓶的保护盖、防漏胶圈、奶嘴和瓶身分别放进奶瓶消毒锅里消毒。

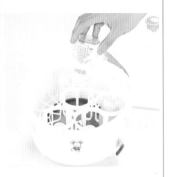

Tips：切记不可将奶嘴、连接盖或者 PC（聚碳酸脂）材料的奶瓶放入微波炉，以免变形、损坏。

注意保质期限 ✓

新手爸妈在为宝宝选择合适的配方奶粉时，除了要仔细观察产品说明中的营养成分、使用方法及适用对象外，还要确保奶粉是在安全食用期内。

闻气味 ✓

优质奶粉打开包装后，可以闻到醇厚的乳香气；若打开包装闻到有异味，如腥味、霉味等表示奶粉已变质，不宜给宝宝食用。

人工喂养
不能马虎大意

人工喂养可以由家庭成员一同来分担，减轻新妈妈的疲惫。同时，在人工喂养的过程中，全家人都不能马虎大意。

人工喂养注意事项

注意奶水的温度和流量：每次喂奶前把奶水滴在手背上试试奶水的温度，要冷热适中，以不烫手为宜，切不可让宝宝直接吸吮。奶瓶的奶嘴开口不宜过大，也不宜太小。奶嘴开口太大奶水流得快，容易引起呛咳；奶嘴开口太小吸吮时费力。

喂奶时要斜竖奶瓶：这样使奶水充满奶嘴，以避免宝宝同时吸入空气引起溢奶或腹胀。奶具每次用完后要消毒，方法是用冷水将奶瓶、奶嘴、小匙等洗净，放进消毒锅消毒 10 分钟，用消毒巾盖好，备用。

奶粉冲调忌过浓过稀：奶粉冲调浓度过高可能会让宝宝发生腹泻、肠炎；浓度过低可能会造成宝宝营养不良。

奶粉忌污染变质：配方奶非常容易滋生细菌，冲调好的配方奶不再可能被高温煮沸消毒。所以，配制过程中一定要注意卫生。如果开罐后放置时间过长，很有可能会被污染。

听专家怎么说人工喂养问题

在人工喂养的过程中，会有很多误区，你是否走进了误区呢？对于那些疑惑，一起来听听专家的回答吧！

? 矿泉水能冲奶粉吗？

妈妈问：矿泉水没杂质，是否更适合拿来冲奶粉？

听专家怎么说：新手爸妈可能会认为矿泉水或矿物质水更加洁净，所以愿意选用矿泉水或矿物质水给宝宝冲调奶粉。但实际上，宝宝各器官娇嫩，肝脏、肾脏等发育尚未完善，不能承受矿泉水或矿物质水中丰富的矿物质代谢，用这些水冲奶粉会加重宝宝各脏器的运行负担。提倡使用烧开的自来水为宝宝冲调奶粉。

? 奶粉可以同时吃不同品牌吗？

妈妈问：同时看中了两种品牌的奶粉，可以换着喂宝宝吗？

听专家怎么说：混合喂养的宝宝最好是吃同一品牌的奶粉，因为不同的奶粉配方不同，长期混吃会加重宝宝胃肠道消化的负担。如果一定要换，在换奶粉的初期必须两种奶粉混合吃。无论是由一种品牌换到另一种品牌，还是由一个阶段换到另一个阶段（即使品牌相同），这个过程都叫作转奶。如果转奶过程中，宝宝无消化不良、腹泻、便秘等不良反应，就可以完全吃新奶粉了。若宝宝不适应，那就暂停新奶粉的喂养。

冲调配方奶粉选水有讲究

不要使用放置时间过长的开水：空气中含有大量灰尘和细菌，开水放置时间超过 12 小时，水与空气充分接触，容易被空气中的细菌污染。所以给宝宝冲调奶粉时，最好不要选用静置时间过长的开水。

不要使用久沸的水：重复煮开或反复煮开的水中，硝酸盐及亚硝酸盐的浓度较高，不要用来给宝宝冲调奶粉。

不要使用硬水软化器"软化"过的水：很多家庭因自来水"硬"，安装了硬水软化器，成人都饮用"软化"过的自来水，但最好不用这样的水为宝宝冲调奶粉，因为所谓的硬水软化器设备都是用钠盐置换原理，除去水中多余的钙、镁等离子，可能会增加"软化"过的水中的钠含量，这不利于宝宝健康。

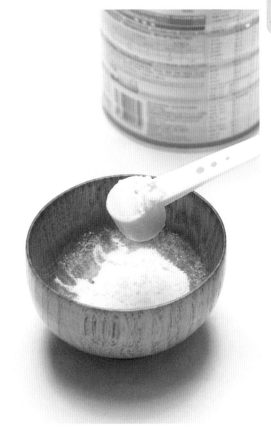

? 配方奶怎么储存?

妈妈问：促销活动时购买了许多配方奶，如何能保存好?

听专家怎么说：由于宝宝奶粉消耗速度较快，很多新手爸妈都习惯多储存一些。配方奶要放到阴凉干燥的地方，食用时最好先开一包或一罐。已开封的奶粉在每次使用后，一定要盖紧或扎紧袋口，然后存放于干净、干燥、阴凉的地方。

? 喝配方奶容易火大?

妈妈问：都说人工喂养的宝宝火气大?

听专家怎么说：人工喂养的宝宝大便干硬，且有较重的臭味，这是因为牛奶中所含蛋白质要比母乳高出 1 倍左右。如果每日补充足够的水分，并帮助宝宝养成规律大便的习惯，一般不会出现便秘的情况。如果宝宝眼睛有分泌物，可能是饮水少了导致上火了，注意给宝宝额外补充水。

职场妈妈母乳喂养攻略

产假转瞬即逝，新妈妈很快就需要从全心全意在家带宝宝的状态切换回朝九晚五的上班族生活。所以不管怎样，不要人为地剥夺宝宝最好的"口粮"，从上班那天起，做一名光荣的背奶新妈妈，让母乳和爱继续在新妈妈和宝宝之间流转吧！

上班前让宝宝提前适应

从以前和新妈妈的朝夕相处突然变成了一整天都看不到新妈妈的影子，宝宝肯定会不适应。所以，新妈妈在上班前，就要让宝宝适应一下自己不在身边的感觉。

宝宝不认奶瓶怎么办

母乳喂养的宝宝不认奶瓶是常见的现象。一般宝宝需要两个星期适应时间，才能从乳房过渡到奶嘴。妈妈不要着急，下面几个小技巧可能会帮到你。

宝宝很敏感，如果新妈妈用奶瓶喂宝宝，甚至和宝宝在同一个房间，宝宝都可能拒绝用奶瓶。所以，用奶瓶喂宝宝这件事最好由爸爸或看护人来做。

不要等宝宝饿了或是急切需要安抚吮吸的时候再给宝宝喂奶。

宝宝刚尝试奶瓶，不要选择流速过快的奶嘴，以免让习惯母乳吮吸的宝宝感到不适应。而且，一旦宝宝习惯流速快的奶瓶，有可能不接受新妈妈的亲喂。

宝宝习惯了新妈妈的气味，看护人在喂奶瓶时可以穿上一件妈妈的衣服，也可用带有妈妈气味的衣服裹住宝宝，会让宝宝有熟悉感，更愿意接受奶瓶。

喂奶前，先将奶嘴放在温水里暖一下，宝宝会更容易接受，因为妈妈的乳头就是暖暖的。

不要强迫宝宝用奶嘴，要留给宝宝充分的适应时间，绝不能强行把奶嘴塞进宝宝嘴巴里。

奶瓶也不是唯一选择，如果新妈妈用尽所有办法都不能让宝宝接受奶瓶的话，也可以尝试用小勺、小杯子或滴管。

背奶装备

"工欲善其事，必先利其器"，这是至理名言。对背奶妈妈来说，好装备是让背奶生活更加轻松顺利的保障。新妈妈可以多听听其他背奶达人的建议，选择适合自己的背奶工具。

可供选择的背奶工具有：吸奶器、储奶瓶、储奶杯、储奶袋、保温包和蓝冰。

仅使用保温包，保温效果是不够的，需要加入蓝冰才能达到长时间保持母乳新鲜的目的。一般来说，各种品牌的保温包都会配有其同品牌的蓝冰，新妈妈也可根据需要保冷的时间来选择蓝冰的类型和数量。

需要提醒背奶新妈妈，如果公司有冰箱，而且上班路上时间不长，半个小时之内就能到达公司，就可以考虑用冰袋来保温，价格比较便宜，可多买几个。

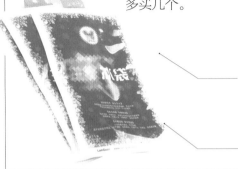

可反复使用：蓝冰不是一次性的，可以反复使用。在背奶前一晚，需要将蓝冰充分摇匀，平放进冰箱冷冻室冷冻 12 个小时，第二天早晨上班时拿出来放在背奶包里即可使用。

保鲜时间：1 块蓝冰 = 2~3 个冰袋，可保鲜 5~8 小时。
2 块蓝冰 = 4~6 个冰袋，可保鲜 10~16 小时。

吸奶器

对于背奶新妈妈来说，吸奶器绝对是重中之重，选择一个适合的吸奶器，可以起到事半功倍的效果。目前，市售吸奶器分手动和电动两种，它们各有利弊。手动吸奶器轻巧灵便，易于携带，而且基本静音，但是效率可能会低一些，时间长了，手柄容易坏，新妈妈使用时手腕也会比较疼。电动吸奶器操作方便，效率更高，省时省力，但是要带一个泵，组件比较多，不易携带。

储奶瓶或储奶杯

储奶瓶有标准口径和宽口径两种，和奶瓶一样，都有刻度。大多数品牌的储奶瓶都有原配的密封盖，可以作为奶瓶和储奶瓶使用。新妈妈可以根据吸奶器的口径以及自身奶量来选择储奶瓶。储奶杯与储奶瓶功能相似，一般可反复使用三四次，较储奶瓶成本高，较储奶袋又更经济。

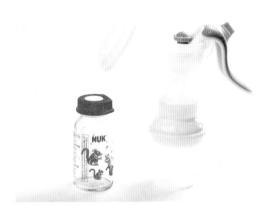

轻松背奶七步走

下面这七个步骤，可以给背奶妈妈提个醒，把它张贴在家里，出门前看一看，可以避免遗漏。

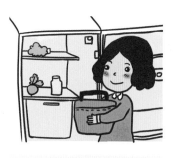 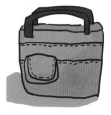 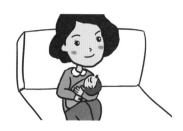

头天晚上

公司没有冰箱或路程太远的背奶妈妈，在上班的前一天晚上就要把蓝冰放进冰箱冷冻室。还要检查上班要带的东西和背奶工具是否齐全。

第二天起床后

把吸奶器、空的储奶瓶、冷冻好的蓝冰装进保温包，储奶瓶可根据需要多带几个。

临出门前

再亲喂一次宝宝，既能满足宝宝，也可避免在上班路上出现胀奶。

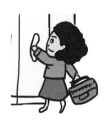 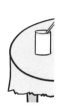 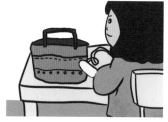

到公司后

第一时间就要把蓝冰拿出来放进冰箱的冷冻室。如果没有冰箱，就得把装有蓝冰的保温包放在一个避光且温度相对较低的地方。

上班时

背奶妈妈上班期间最好每隔两三个小时吸一次奶。吸完后，及时将储奶瓶放进冰箱冷藏室。没有冰箱的话，就放进装有蓝冰的保温包里。

下班前

一定要记得把冷藏在冰箱里的储奶瓶和冷冻室里的蓝冰一起装进保温包里。

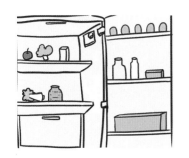

到家后

先把保温包里的储奶瓶放进冰箱冷藏室。如果母乳需要长期储存，先装进储奶袋，再放进冷冻室。蓝冰也拿出来放进冷冻室。然后洗手换衣，就可以亲自喂宝宝啦！

背奶妈妈给自己选择一个吸奶空间

根据工作单位的实际情况，背奶妈妈要尽量帮自己创造一个更好的吸奶空间。

卫生间

如果只能在卫生间吸奶的话，新妈妈可以搬把椅子进去，可以放吸奶的各种工具。不过，最重要的是，要避开如厕高峰，以免产生焦急心理，影响乳汁分泌。

会议室

如果公司有会议室是最好不过的了。会议室一般都比较僻静，而且隔音效果比较好，几乎听不到吸奶器的声音。新妈妈可以和领导沟通一下，在不开会的时候占用一下会议室。

茶水间或会客室

茶水间或会客室也可以作为不错的吸奶室，背奶妈妈要学会见缝插针地使用这些公共空间。不过，在使用茶水间或会客室吸奶时，背奶新妈妈最好在门上贴一张"门贴"，防止有人突然闯入，造成不必要的尴尬。

吸奶时避免尴尬的几个小妙招

除了在公司的茶水间或会议室吸奶的时候，有同事突然闯入会引起尴尬以外，其实，背奶妈妈在职场遇到的尴尬还不止这些，只要稍微准备一下，就能很轻松地避免这些尴尬。

1.用不透明的塑料袋子包裹储奶瓶后再放进冰箱，这样男同事就不会总是奇怪你为什么每天都往家里带好几瓶奶了。

2.背奶妈妈尽量选择声音小的电动吸奶器或用手动吸奶器，以免声音太大引起同事们的注意和猜测。

3.当领导和同事频繁询问你为什么一定要背奶的时候，你可以轻松地回答一句："因为我家宝宝对配方奶过敏。"只需一句话，他们就会打消让你放弃背奶的念头了。

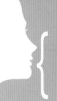
吸奶器的选购

市面上的吸奶器什么样的都有，到底该怎样选择一款适合自己的呢？吸奶器分电动吸奶器和手动吸奶器两种，电动吸奶器还有单边和双边之分，手动吸奶器有按压式、橡皮球吸方式和针筒式3种。

应该选用哪种吸奶器

选择适合的吸奶器，取决于打算使用的频率，以及能够在吸奶上花的时间。如果新妈妈在全职工作，需要忙里偷闲地从工作中挤出时间来吸奶，那么就需要使用电动吸奶器，省时省力；如果工作不忙，有充足的时间来吸奶，那么可以选择一个手动吸奶器，经济实惠。

挑选吸奶器的要点

1. 具备适当的吸力。

2. 使用时乳头没有疼痛感。

3. 能够细微地调整吸引压力。

4. 建议不买非品牌的吸奶器。因为如果买到劣质吸奶器非但起不到刺激泌乳的功效，使用不方便还让新妈妈遭罪。

听专家怎么说背奶问题

有了宝宝，有了背奶的任务，职场妈妈早晨的时间就显得不那么充裕了，为了避免慌乱中忘记带东西，背奶妈妈需要提前做好这些工作。

早起一会儿：早上比平时早起10~20分钟。起床前先给宝宝喂奶，然后再梳洗，等临出门时再给宝宝喂一次奶。

上班的东西提前备好：头天晚上就要把第2天上班用的文件、背奶用的工具准备好。吸奶器、储奶瓶这些东西都要提前消毒，确保可以直接使用。

梳洗打扮要简洁：准备几件简单、容易搭配的衣服，剪一个容易打理的发型，这样可以减少你在镜子前逗留的时间。

上班前转移宝宝注意力：和宝宝道再见后，家人和看护人要赶快转移宝宝的注意力，不要让宝宝黏着妈妈，影响妈妈出门。过一段时间，宝宝就会接受并习惯妈妈每天早晨都会出门上班这件事了。

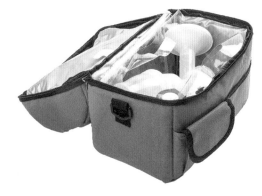

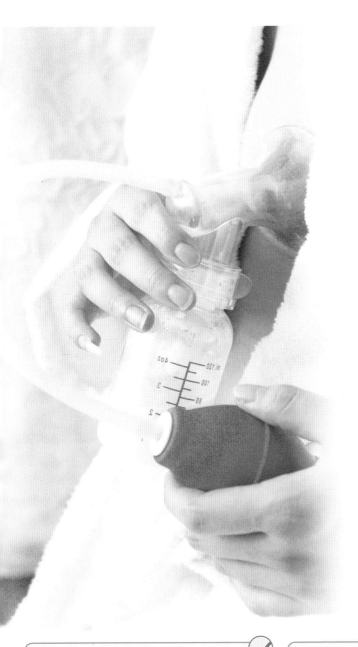

使用吸奶器注意事项

1. 用熏蒸过的毛巾温暖乳房,并按摩刺激乳晕。

2. 吸奶器位置要放正,调节好吸力,以自己感到舒适为宜。

3. 吸完奶后,一定要及时清洗和消毒吸奶器。

Tips:刚开始使用时,可能会手忙脚乱,新妈妈可以在还没有上班的时候在家里多用几次,等熟练了就会从容许多。

吸奶器使用常识

1. 如果使用不当,吸奶器同样会损伤乳头。如果在乳腺管没有疏通的情况下使用吸奶器,反而可能越吸越堵。

2. 宝宝刚开始吃奶时,如果新妈妈乳房中积了太多奶,出现喷乳反射,导致宝宝来不及吞咽,很容易呛到,或干脆拒绝吸奶。所以多奶的新妈妈,可以在哺乳前先用吸奶器把前乳吸出来一些,等乳房稍微变软一些再让宝宝吮吸。

Tips:使用吸奶器时,在挤奶或者处理母乳之前都要洗手。

力度适宜 ✓

　　吸奶器按在乳房上时不要太过用力,轻轻放在上面就好了。不要频繁按压,而要轻按慢按,产生负压后奶水便会自然流出。

控制好时间

　　吸奶时间要根据自身情况来定,一般控制在 20~30 分钟,时间不要过长,吸累了可以休息会儿再吸。如果吸奶时感觉乳房或乳头有疼痛感,要立即停止。

母乳的储存与复温

妈妈每天辛辛苦苦地把奶背回家,如何最大限度地保持母乳的营养呢?这就涉及母乳的储存和复温了。掌握了相关知识和技巧,你会发现,这些其实很简单。

储存母乳有技巧

掌握些储存母乳的小窍门,可使母乳保持新鲜。

别装太满

装奶时不要装得太满或盖得太紧,以防容器冷冻结冰而胀破。具体来说,储奶瓶或储奶袋中的母乳量应不超过容器容积的3/4,而且储奶袋在封口时,要将里面的空气挤出。

写清时间

在容器外贴上挤奶时间及储存的时间,以便清楚地知道母乳保存的期限,以免时间过长导致细菌滋生。

冷藏要放对地方

冷藏母乳要放在冰箱内靠近内壁的地方,而不是冰箱冷藏室门内侧的储物格上。

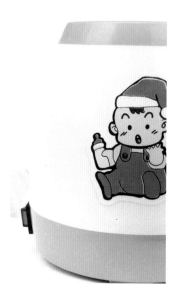

听专家怎么说母乳储存问题

母乳储存得好,正确地冷冻、解冻才能给宝宝的成长提供更好营养,下面就跟随专家的解答,一起来进一步了解这些生活常识吧!

? 可以用微波炉加热母乳吗?

妈妈问:有时候太匆忙,为了节约时间不知道是否可以用微波炉加热母乳喂宝宝?

听专家怎么说:有些新妈妈或家人图省事,把需要解冻或复温的母乳放进微波炉里加热,这是不可取的,因为微波炉加热不均匀,存在烫伤宝宝的风险,而且还会导致母乳中的营养成分被破坏掉。直接放在火上加热、煮沸母乳同样也不可取,高温会破坏母乳里的营养成分。

? 母乳可以再次加热吗?

妈妈问:温热后的母乳没有及时给宝宝吃就凉了,可以再次加热吗?

听专家怎么说:冷藏的母乳一旦复温,就不可以再次冷冻或冷藏,也不可以反复温热后给宝宝吃,以免营养损失。解冻的母乳更加不可以再次冷冻。所以新妈妈担心宝宝一顿吃不完的话,最好选择容量小的储奶瓶或储奶袋。国际母乳协会推荐一份冷藏的母乳量应为60毫升。

储存后的母乳会出现轻微的乳脂上浮，记得给宝宝喝之前"摇一摇"哦。

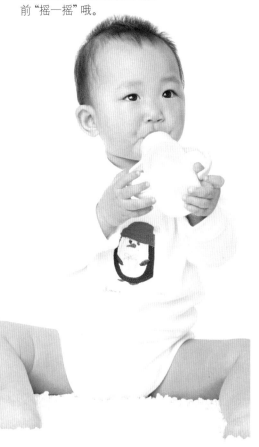

简单五步，复温母乳

背奶妈妈辛辛苦苦背回了奶，又小心翼翼地放入冰箱里保存了，结果家人和看护人一个不留神，在复温母乳的时候出了差错，宝贵的母乳就这样浪费了，妈妈的心都要碎了。所以，一定要学会正确复温母乳的方法，保护好宝宝的每一滴"粮食"。

1. 从冷冻室取出冷冻母乳，在冰箱冷藏室放置1个小时，或是放在冰水中解冻。

2. 将解冻好的母乳倒入宝宝的奶瓶里。

3. 将奶瓶放在流动的温水下复温，也可以将奶瓶放在盛有温水的容器中复温，但是要记得在水温变凉后，再添进去新的温水，直到母乳接近体温。（冷藏室里的母乳，可省略前面两个步骤，直接从这一步开始。）

4. 不管是哪种母乳的复温，都要不停地用手转动奶瓶，以达到均匀受热的目的。

5. 复温结束后，要滴一滴奶液在手腕内侧，如果接近手腕温度就说明成功了，可以给宝宝喂奶了。

❓ 母乳分层是变质了？

妈妈问：冷藏后的母乳出现分层，还能喂给宝宝吃吗？

🔊 **听专家怎么说**：冷藏的母乳出现分层是正常的，这是因为母乳存储后水乳出现了分离，不是变质。只需要在复温时，轻轻旋转奶瓶，摇匀母乳即可。但如果储存的母乳出现了异味或者有沉淀，则可能是变质了，就不要给宝宝喝了。

❓ 夏天如何背奶？

妈妈问：夏天温度高，母乳带回家容易变质，应该怎么做？

🔊 **听专家怎么说**：夏天温度较高，挤出的母乳最好用冷水降到5℃左右后，立即冷藏或冷冻起来。若在没有冰箱的办公室储奶，可以准备便携式保冷背袋，通过冰袋对母乳进行保鲜，温度要控制在4℃以下。

❓ 冷冻后母乳没营养？

妈妈问：冷冻母乳会不会造成营养流失？

🔊 **听专家怎么说**：相较于冷藏母乳，冷冻的母乳会损失一些营养成分，但即使是冷冻的母乳，也比配方奶的营养要高，仍然可以增强宝宝的抵抗力。

新生儿哭和睡

　　不哭不闹的宝宝会让新手爸妈格外省心，一旦哭闹，爸爸妈妈就需要查找出宝宝哭闹的原因。睡眠是宝宝生活中重要的内容之一，从新生儿时期开始，新妈妈就要掌握宝宝的睡眠节奏，同时为宝宝营造一个优质的睡眠环境，每个阶段调整睡眠计划，才能让宝宝长得好。

宝宝睡得好，家人更安心

睡眠对每个人来说都非常重要，尤其是新生儿，睡眠时间的长短与质量的好坏，都会直接影响到宝宝的身体发育和心智发展。因此，作为新手爸妈，需要多多留意宝宝的睡眠情况，让宝宝睡得好。

培养良好的睡眠习惯

宝宝的健康与睡眠有密切关系，有些宝宝睡眠很有规律，总是在晚上一个固定的时间睡觉，又在早上一个固定的时间醒来，父母只要按照他们的睡眠规律安排就可以了。

晚上不要玩得太晚

有的新手爸妈只有晚上有时间陪宝宝玩，但这样会使宝宝过于兴奋，难以入睡。应当注意的是，新手爸妈要逐渐掌握宝宝要睡觉前的表现，最好在他刚一发困时就让他上床，不要等很累了才让他睡觉，逐渐培养宝宝按时入睡的习惯。还

有的宝宝受爸爸妈妈的作息时间影响而晚睡，这时就要注意，晚上让宝宝早点睡觉，在宝宝睡觉后不要在房间开灯，避免制造太吵闹的声音而影响宝宝的睡眠。

不要让宝宝养成含着乳头睡觉的习惯

有些宝宝睡觉前要吃奶，不吃奶就哭闹不睡，吃

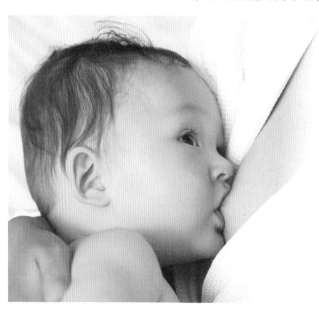

上奶后就睡着了；还有些宝宝半夜饿醒后，新妈妈喂奶时又睡着了，这时新妈妈可千万不要让宝宝含着乳头睡一整夜。含着乳头或奶嘴睡会影响宝宝牙床的正常发育及口腔清洁卫生，同时含着乳头或奶嘴睡容易呼吸不畅，导致睡眠质量下降，甚至可能引发窒息。

另外，让宝宝含着乳头睡会养成宝宝不良的吃奶习惯，不仅不利于其对营养的消化吸收，还会影响睡眠质量，影响宝宝的正常发育。

提倡母婴同室

现代亲密育儿法提倡母婴同室。宝宝从一出生就要和妈妈待在一起，要充分进行肌肤接触。蒙台梭利的教育理念认为，童年宝宝的智慧是通过父母对其

做好睡眠中的护理

宝宝睡着后,可能会睡不安稳而哭闹着醒来。宝宝晚上哭闹时,有可能是做噩梦了,也有可能是生理性原因。如果在睡眠中加以正确的护理,宝宝就能睡个安稳觉了。

同室不同床:从宝宝的身心需求来说,最好让他与爸爸妈妈睡在同一个房间里,晚上多抱抱宝宝。有些宝宝依赖于爸爸妈妈与他的身体密切接触。

轻拍宝宝:给他安全感。宝宝哭闹时,只要稍微拍拍或抱抱他,使他内心有了安全感,就会很快入睡。

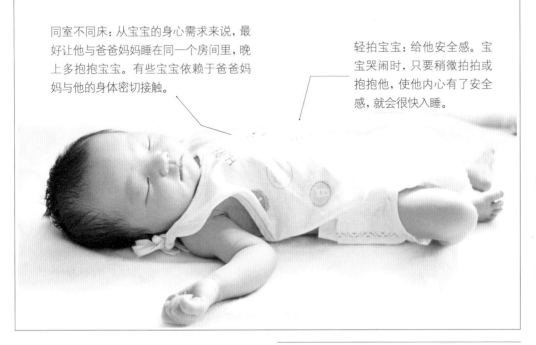

身体的触摸获得的。所以,家人要多抚摸和拥抱宝宝。

宝宝最喜欢妈妈身上熟悉的味道,所以,新妈妈要多抚摸、拥抱宝宝。在晚上,最好跟宝宝同室睡,这样方便晚上哺乳,而且如果宝宝晚上醒来,看到妈妈在身边,感受到妈妈熟悉的气息,就会很快入睡。

宝宝睡多久才正常

新生儿每天睡 18~20 小时是正常的,到两三个月大时会缩短到 16~18 小时,4~9 个月大时缩短到 15~16 小时。随着月龄的增长和身体的发育,宝宝玩耍的时间会慢慢加长,所以睡觉的时间也开始慢慢缩短,到 1 岁时才能逐渐形成午睡 1 次、晚上睡整晚的基本生活规律。

好妈妈必知

有时,家里来了客人,宝宝很兴奋。到了宝宝要睡觉的时候,可以选择一个不那么吵闹的屋子,让宝宝按时睡觉。

春秋季节宝宝睡觉盖什么?

春秋两季:室内温度在 10~15℃时,要用被子盖好宝宝的全身,只露出头部,不要让手脚伸出被窝;室内温度在 18~25℃时,可以让宝宝的小手露在被子外面。

夏冬季节宝宝睡觉盖什么?

夏季:用毛巾被盖好宝宝的腹部,避免着凉即可。

冬季:室内没有暖气设备,就要给宝宝用睡袋了。如果室内有暖气,可根据室内温度调整被子的厚度。

听懂宝宝哭闹的原因

宝宝现在无法完整地表达自己的感受，所以无法和爸爸妈妈进行交流。但宝宝稍有不适就会哭，看到宝宝哇哇大哭，新手爸妈就慌了神，手忙脚乱地哄一阵子，宝宝反而哭得越来越凶。其实哭声是宝宝的语言，新手爸妈要学会"翻译"宝宝哭声中表达的需求，听懂宝宝哭的原因，以便快速采取相应的处理方法。

正确看待宝宝的哭闹

在排除疾病因素的前提下，宝宝哭闹一会儿也是非常有好处的。所以在宝宝吃好、喝好、睡好、无病、舒舒服服的状态下哭闹会儿也无妨。

啼哭也是一种锻炼

其实，啼哭是宝宝练习发声和呼吸配合的良好机会，可以为将来语言的发展打下基础。我们平时说话和表达时，会连续说上一段话（呼气长），中间换口气（吸气短）再继续说。而宝宝啼哭时，恰恰就是呼气长、吸气短，与说话时的呼吸频率相同。有的宝宝会说话之后，不会在语句中间换气，就是因为没有掌握好语言与呼吸频率的结合而造成的。这么说来，啼哭也是宝宝学习的契机。

啼哭时要给予回应

即便通过啼哭让宝宝练习发声，新妈妈也不要置之不理，可以在宝宝身旁模仿宝宝的哭声来回应他，这样既让宝宝感到有趣，又不会让他感到受冷落。

宝宝哭闹的各种原因

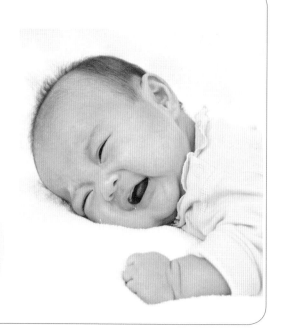

委屈地哭
宝宝的玩具被爸爸藏起来，哭了。

被吓哭
下雨的天气，一声惊雷，睡着的宝宝吓一跳，哭了。

想要妈妈抱
妈妈没有及时地抱宝宝，哭了。

生气地哭
喜欢的东西被拿走了，哭了。

宝宝哭声的"翻译"与处理

原因	哭泣表现	鉴别及处理方法
饥饿	喂奶前发生，声音洪亮、短促、有规律，间歇时有觅食动作	抱起后，头立即偏向妈妈一侧乳房，做吸奶动作，喂奶后哭声即止
吃得过饱	发生在喂奶后，两腿屈曲乱蹬，向外溢奶或吐奶	保持上身抬高姿势，避免宝宝因溢奶而呛到；竖抱拍嗝 20~30 分钟；调整喂奶的量及间隔时长
吃奶过急或乳汁过少	吃奶时，反复避开奶头并边吃边哭泣	吃奶过急：用拇指、食指将乳房捏住，可使乳汁流得慢些 乳汁过少：及时催乳或请教医生
代乳品太甜、太稠		配方奶冲调时要仔细按照说明进行调配
鼻腔闭塞导致吸奶困难		喂奶前用温水点鼻一两滴，鼻痂可随呼吸被冲出
要求爱抚	哭声小，哭哭停停	把宝宝抱起，或用玩具、语言逗引
口渴	喂奶后仍然哭声不止	喂水后哭声停止
尿、便污染尿布使其不舒服	哭声先短后长，两声之间间隔较长，抽泣时短促有力	换尿布后即止
突然过强的声光等刺激，失去保护感	突然剧哭，哭声先长后短	将宝宝抱在怀里，耳部贴于妈妈左侧胸膛听听心跳声，轻轻晃动，听轻柔的音乐或用玩具逗引等
阵发性腹痛（功能性）	多发生在出生后一两周，傍晚发作，重者产生阵发而规律的剧哭，持续数分钟	取俯卧位，轻轻按摩宝宝背部即可缓解
外科急腹症（肠套叠等）	哭声突发而出，节奏先长后短，常伴呕吐、便血等症状	立即送医院诊治
颅脑疾病	尖叫、啼哭，伴有喷射性呕吐	立即送医院诊治

宝宝夜啼别发愁

宝宝晚上睡觉时，常常会突然出现间歇性的哭闹或抽泣，有时尽管新妈妈极力安抚也无济于事。睡眠对于宝宝大脑的修复和生长具有重要意义，经常夜啼会影响宝宝的睡眠质量，爸爸妈妈要学会应对。

夜啼原因

环境因素。睡眠的环境太嘈杂、太闷热；床铺不合适，有东西硌到或扎到宝宝；穿、盖得过多或过少亦可引起夜啼。

自身原因。疾病影响，如感冒、中耳炎、肺炎、肠胃炎、贫血等；因为上火引起的积食、消化不良、情绪焦躁等；缺钙或佝偻病；饥饿或憋尿、鼻塞等都会引起夜啼。

照顾不当。睡眠时间安排不当，有些宝宝白天睡得多，夜里精神足，昼夜颠倒引起夜啼；睡前逗笑，使其情绪突然亢奋，晚上无法入睡，进而哭闹。

受到惊吓。宝宝受到惊吓后，常会从睡梦中惊醒并啼哭，并伴有恐惧的表现。

宝宝撒娇。有些宝宝哭闹是需要妈妈的爱抚，用哭来吸引父母的注意力，向父母撒娇。

应对方法

保持室内环境清洁卫生，保证宝宝床铺整洁舒适无异物，被子保暖、温度适宜。

因为疾病引起的夜啼应寻求医生的帮助。多晒太阳、勤锻炼，增强宝宝体质，避免缺钙和佝偻病的发生。

尽量母乳喂养，调整喂养次数，避免宝宝上火、积食或消化不良。

帮助宝宝建立良好的睡眠习惯，避免睡前过度逗引或惊吓宝宝。如果宝宝是因为受到惊吓而半夜啼哭，父母要想方设法安慰宝宝，告诉宝宝没什么可害怕的，并暂时不要让宝宝直接接触使他害怕的人或物，慢慢地，宝宝就会睡安稳觉了。

对于撒娇的宝宝要给予足够的爱抚，并尽量延长白天和宝宝共处的时间。

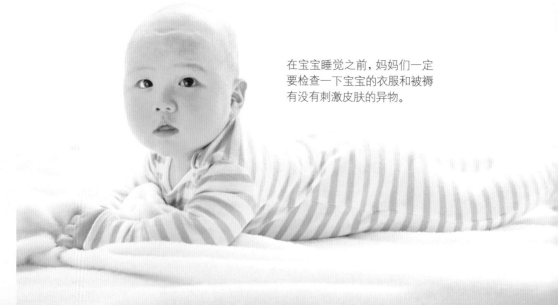

在宝宝睡觉之前，妈妈们一定要检查一下宝宝的衣服和被褥有没有刺激皮肤的异物。

八招安抚爱哭的宝宝

试试吃小手

如果不确定宝宝为什么哭闹，可以把他的小手清洗干净，让他吃自己的小手。但一定要注意常给宝宝剪指甲，这样就不会让宝宝伤到自己。

找到宝宝哭的原因

如果宝宝饿了，妈妈却与他玩游戏，他会烦躁地大哭；如果宝宝尿了，妈妈却抱着哄睡，哭声也不会停止。所以新妈妈一定要找到宝宝哭闹的原因，这样才能安抚宝宝。

用襁褓把宝宝包起来

宝宝早已习惯了在妈妈肚子里被包裹的感觉，所以一旦被包裹起来，就会有安全感。当宝宝啼哭不止时，新妈妈可以用干净、柔软的抱被把宝宝包裹起来，但要避免束缚宝宝的自由活动。

侧卧法

让宝宝侧卧于父母怀中，或抱在腹部，而不是像平时那样把宝宝抱在胸前。抱宝宝时，很多人习惯把宝宝的脸朝着胸口。殊不知，人体呼出的废气中，氧气少，二氧化碳多，对宝宝不好。

摇一摇，悠一悠

宝宝喜欢动，所以当宝宝哭闹时，可以让他躺在爸爸妈妈的臂弯中，轻轻地摇一摇，悠一悠。这样能帮助宝宝放松下来，同时又有催眠的作用。注意摇晃强度不能过大，以免造成脑损伤。

在宝宝耳边吹嘘声

在宝宝耳边吹嘘声，宝宝哭得多大声，嘘声就相应增大。嘘声其实没有实质含义，只是一种交流。在母体中，宝宝一直倾听妈妈心跳声、血液流动声，听到这种声音，宝宝就容易安静下来。

轻抚宝宝

当宝宝哭闹时，新妈妈可轻抚宝宝的背部、头部或胸部。轻抚宝宝时，先从四肢开始，让宝宝慢慢适应，然后再做背部、头部、胸部的抚触。注意妈妈手温不要与宝宝的体温相差太大。

播放胎教音乐

怀孕时播放过的音乐和哼唱过的歌曲对宝宝有很好的安抚作用，所以当宝宝哭闹时，播放一些轻柔的胎教音乐，或为宝宝轻轻哼唱歌曲吧！

做好睡前准备

做好入睡前准备，使宝宝意识到"我应该睡觉了"。这些准备活动对每个宝宝都不一样，有的宝宝喜欢在睡前洗个热水澡，使全身放松，然后换上舒适、宽松的睡衣，那么父母就按宝宝的要求做好睡前准备。

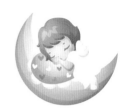

不需要给宝宝多盖被子

多盖被子反而容易导致宝宝着凉感冒，这是因为新生儿对冷暖调节能力差，衣着起着辅助调节作用。如果宝宝在夜间睡着之后总是踢被子，新手爸妈应该注意不要给宝宝盖得太多、太厚，特别是在宝宝刚入睡时，更要少盖一点，等到夜里冷了再加盖。稍微盖薄一点，宝宝不会冻坏；盖得太厚，宝宝感觉燥热，踢掉了被子，反而容易受凉。

当然，如果是早产儿的前几个月或是体质差、比较瘦弱的宝宝，身体实在没有足够的脂肪来保护的情况下还是需要特别保暖的。

听专家怎么说宝宝睡眠问题

为了让宝宝睡好觉，以下 4 个方面新手爸妈都要注意：

白天不宜睡得过久

晚间睡眠不足而白天嗜睡的宝宝不仅生长发育缓慢，而且注意力、记忆力、创造力和运动技巧都相对较差。

不宜在睡前过分关照

让宝宝逐渐形成以自然入睡的形式使自己进入睡眠状态，不要让宝宝习惯于将自己的入睡与亲人的关照紧紧联系在一起。

不宜亮灯睡

如果夜间睡眠环境如同白昼，宝宝的生物钟就会被打乱，不但睡眠时间缩短，生长激素分泌也会受到干扰，导致宝宝体重轻。

久抱影响睡眠

许多新妈妈会抱着不爱睡觉的宝宝哄睡，这会影响宝宝的睡眠质量，如果让宝宝离开新妈妈的怀抱，宝宝就更不容易入睡。

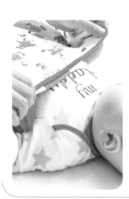
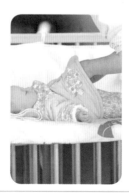
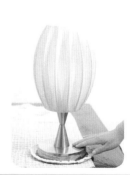
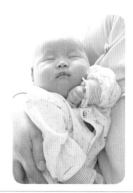

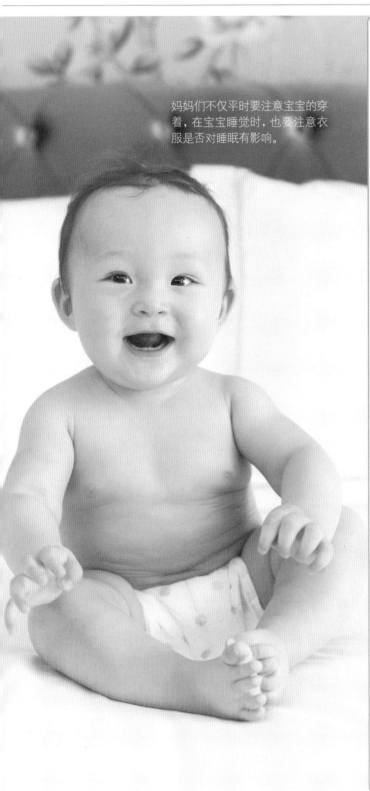

妈妈们不仅平时要注意宝宝的穿着，在宝宝睡觉时，也要注意衣服是否对睡眠有影响。

睡前准备小贴士

1. 可在睡前给宝宝洗个热水澡，水温不要太高。

2. 避免频繁更换催眠曲，让宝宝处于兴奋状态而不入睡。

Tips：宝宝眼皮开始耷拉下来，或揉眼睛，或有些烦躁，都是想睡觉的信号。此时把宝宝放到床上，较容易将他哄睡着。

吃饱了再睡觉

不要让宝宝在睡眠中感到饥饿，睡前半小时应让宝宝吃饱，较大的宝宝可在晚餐时吃一些固体食物，如干饭、碎一点的面条、蛋炒饭等。但也不要过饱，否则同样会使宝宝睡不踏实。

宝宝睡眠速查小词典

浅睡眠：浅睡眠是一种睡眠状态，与深睡眠交替反复进行，直到宝宝醒来。在浅睡眠期间，宝宝会有微笑、皱眉、吸吮等动作。

深睡眠：在深睡眠期间，宝宝的大脑皮层细胞得到充分休息，对宝宝健康发育和稳定情绪、平衡心态、恢复精力都有很重要的作用。

干干净净睡觉

给宝宝换上干净尿布，放入睡袋中，避免他踢掉被子受凉。寒冷的冬天不能每天洗澡时，可在睡前洗脚、洗臀部、洗脸等，这样会让他感到很舒服。

Tips：为保障宝宝的睡眠不受干扰，睡前新妈妈要给宝宝更换能保持整夜干爽的纸尿裤。

了解宝宝的哭睡，给宝宝更好的呵护

有时候，宝宝一哭新妈妈就开始紧张，不知道哪里出了问题。而对于宝宝的睡眠问题，也常常是一头雾水，不知如何应对，其实没有那么复杂，多观察、多学习，就能给宝宝更好的呵护。

从宝宝睡相看健康

正常情况下，宝宝睡眠时安静、舒坦，天热时头部微汗，呼吸均匀和缓。如果宝宝患病，睡眠就会出现异常。

1.烦躁啼哭，入睡后全身干涩，呼吸粗重急速，预示发热即将来临。

2.入睡后撩衣蹬被，口唇发红、手脚心发热，中医认为这是阴虚肺热所致，预示肺部可能有问题。

3.入睡后翻来覆去，反复折腾，伴有口臭，腹部胀满，多是消化不良的缘故。

4.睡眠时哭闹不停，时常用手抓耳朵，可能是湿疹或中耳炎。

5.入睡后四肢抖动，"一惊一乍"，多半是白天过于疲劳或受了过强的刺激（如惊吓）所致。

听专家怎么说宝宝睡眠问题

在宝宝哭闹与睡觉的时候，新妈妈有没有遇到下面这些情况？或者有相同的疑问？一起来看看吧。

❓ 为什么干哭无泪？

妈妈问：刚出生的宝宝在哭的时候没有眼泪正常吗？

🔊 **听专家怎么说**：宝宝哭着来到这个世界上，却没有眼泪，这是因为新生儿的泪腺所产生的液体量很少，仅能保证他眼球的湿润。而且，宝宝在出生时，其泪腺是部分或全部封闭的，要等到几个月以后才能完全打开。

❓ 宝宝打鼾怎么办？

妈妈问：宝宝睡觉经常打鼾，需要看医生吗？

🔊 **听专家怎么说**：宝宝入睡后偶有微弱的鼾声，这种偶然的现象并非病态。如果宝宝每次入睡后鼾声都较大，应引起新手爸妈的重视，及时去看医生，检查是否有增殖体肥大。增殖体是位于鼻咽部的淋巴组织，如果病理性增大，会引起宝宝入睡后鼻鼾、张口呼吸。

❓ 睡觉要绝对安静？

妈妈问：每次宝宝睡觉时，家人总是小心翼翼地做事，怕惊吓到宝宝，真的需要这样吗？

🔊 **听专家怎么说**：不要因为宝宝一睡觉就要求全家人不能发出任何响声，走路都要蹑手蹑脚的，生怕惊醒了他。其实在宝宝睡觉时，还是要保持正常的生活声音，只要适当放小音量就行。

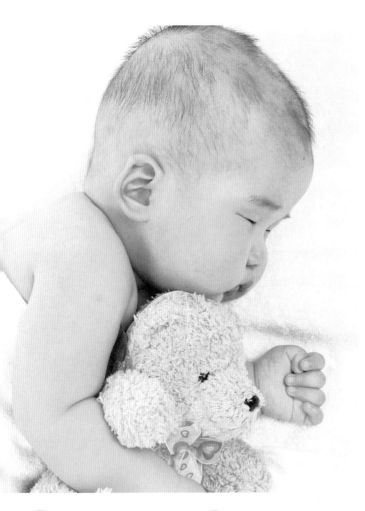

关于宝宝睡觉，多数爸妈都会犯的错误

与宝宝同床睡：如果与大人一个被窝，大人身上的病菌容易传染给宝宝。有时父母翻身或动弹时还会惊醒宝宝，影响睡眠质量。因此，让宝宝独自睡觉有利于他的健康。

忽视宝宝睡眠质量：据研究，宝宝在熟睡时比清醒时生长速度要快3倍。这是因为宝宝入睡后，位于大脑底部的脑垂体能分泌较多的生长激素，生长激素的作用就是促进骨骼、肌肉、结缔组织及内脏增长；进入青春期以前的宝宝，只有在睡眠时才分泌生长激素。因此，睡眠对于宝宝不单纯是休息，更是促进身体发育的催化剂。

宝宝惊醒就要拍：如果宝宝出现轻轻抽泣或运动，不要急着去拍他、抱他或者给他喂奶，先在床边观察一下，看宝宝是否能接着睡。否则，给予过多的干预，会人为地打断宝宝深睡眠和浅睡眠的自然交替，破坏宝宝的睡眠规律。

睡眠时间没有达标：原则上，只要宝宝的精神状态好、食欲正常、没有消化方面的问题、体重增长良好就可以。但是如果偏离得太多的话，比如新生儿每天需要睡16~18个小时，而你的宝宝只睡12个小时，这可能就需要咨询一下医生，进行一下宝宝生长发育方面的监测。

❓ 宝宝为什么睡不醒？

妈妈问：宝宝有时候在白天总是昏昏沉沉的样子，没有精神，是怎么回事呢？

🔊 **听专家怎么说：**其实，这是年幼期宝宝进行自我保护的有效手段。宝宝在陌生环境中接收到超出经验范围的刺激，会自动进入保护性睡眠状态，暂时停止接收更多外界信息，让过度的刺激趋于正常。嗜睡几天后，宝宝会恢复精神，胃口大开。

❓ 哭时脸发黑正常吗？

妈妈问：宝宝有时会大哭，然后就会发现脸发黑，自己吓了一跳，宝宝为什么会这样？

🔊 **听专家怎么说：**宝宝大哭时脸色黑紫是正常的。因为脸上的颜色取决于血液中含氧量的多少，含氧量高脸色显得红润，反之则显得黯淡。这时，新妈妈有必要及时采取措施，马上安抚宝宝，避免宝宝哭个不停。

觉少宝宝不用愁

宝宝睡不踏实怎么办？觉少的宝宝会不会影响到健康？怎样能让宝宝睡得好呢？对于觉少的宝宝，新妈妈也不要过分担心，更不要强迫宝宝睡觉，避开误区，多培养宝宝好的睡眠习惯。

多关注宝宝的睡眠情况

宝宝的睡眠就像给大脑及身体充电一样，在宝宝入睡的过程中大脑及身体都在生长发育。宝宝无法安睡会给大脑带来负担，即使在清醒时也会出现发呆、打瞌睡的现象。由于宝宝还无法很好地表达自己的感受，睡眠不足时就会变得容易发脾气。所以新手爸妈要重视宝宝的睡眠。宝宝睡得足，才能长得快。

你家有没有"睡渣宝宝"

"睡渣宝宝"有以下 4 个特点：

1. "睡渣宝宝"夜醒很频繁，新手爸妈也会疲惫不堪。

2. "睡渣宝宝"需要新手爸妈的帮忙才能入睡，常常一放下就容易醒来，所以需要多次抱起、放下。

3. "睡渣宝宝"很容易昼夜颠倒，白天会睡很久，而晚上则每隔一两个小时就会醒来。

4. "睡渣宝宝"的发育通常不达标。因为睡眠或者喂养不好，会导致宝宝的生长曲线与正常曲线不同级。

如果家中有"睡渣宝宝"，新手爸妈需要注意睡前不要过分刺激宝宝；固定宝宝的睡眠时间；发现宝宝有睡意就要及时哄宝宝睡觉；让宝宝意识到昼夜不同，不再昼夜颠倒睡眠。

不要强迫宝宝睡觉

对于睡眠时间比一般婴儿短的宝宝来说，如果父母在他毫无睡意的情况下强迫其睡眠，这样的睡眠规律违背了其自身的生物钟，会使他觉得睡眠是一种负担而害怕睡眠，父母越强迫，他越难以入睡。即使长大了也有睡眠困难或睡眠障碍的倾向，这对宝宝的身心健康发展是不利的。

新妈妈要注意观察，宝宝睡眠少是否伴随其他异常现象。如果宝宝身体发育正常，也无任何其他不对劲，那么睡眠少可能就仅仅是宝宝的睡眠特点，不意味有什么病变，新妈妈就不必太着急了。

所以，宝宝只要睡眠有规律，觉醒时精力充沛、情绪愉快即可，而不能以睡眠的时间长短来判定宝宝发育是否正常。

宝宝睡不踏实

有的新妈妈会遇到这样的情况：宝宝在怀里多数时候很乖，很容易睡着，一放下来就很快醒过来，而且会哭。他一醒过来哭时有时候喂他奶就会好，有时候喂奶也不吃，还是哭，抱一会儿就又睡了，可是放下后又哭醒。宝宝是不是身体哪里不舒服呢？

其实这是宝宝睡觉不踏实的表现，因为宝宝看着是睡着了，其实还处于浅睡眠的状态，所以一放到床上他就醒来，那就需要新妈妈慢慢调整宝宝睡眠的习惯。

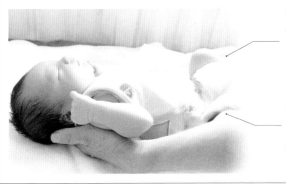

纠正宝宝睡觉坏习惯：如果宝宝已经习惯了让妈妈抱着睡，从现在开始马上纠正还来得及。

在身边放个枕头：当宝宝睡着后，在他身边放个枕头，紧挨着他，让他以为是妈妈在身边，这样宝宝就能睡得久一点。

睡床护栏助宝宝安睡

宝宝可以熟练翻身后，常见的"危险事故"就是宝宝从床上掉下来，让大人们防不胜防。宝宝的睡床要有护栏，床架适当调低，床边还要摆放小地毯。绝对不能放置熨斗、暖水瓶之类的物品。因为宝宝从床上摔到地上时，即使头部碰到地面也不会有什么严重后果，但是碰到金属器具伤了脸，很可能就形成疤痕，造成终身遗憾。

不宜抱着宝宝睡觉

新生儿初到人间，需要爸妈的爱抚，但新生儿也需要培养良好的睡眠习惯。抱着宝宝睡觉，既会影响宝宝的睡眠质量，还会影响宝宝的新陈代谢。另外，产后新妈妈的身体也需要恢复，抱着宝宝睡觉，新妈妈也得不到充分的睡眠和休息。所以，让宝宝躺在自己的床上，自然入睡就好。

浅睡眠阶段

新生儿时期，婴儿的睡眠时间长，浅睡眠和深睡眠各占 50%，我们常见到婴儿睡着有微笑、皱眉、吸吮等动作，这就是宝宝在浅睡眠期。在这一阶段里，眼睛经常快速运动，脑部处于活跃状态，而身体则保持安静和静止，做梦通常发生在快速眼动睡眠期。

深睡眠阶段

在这一阶段里，脑部处于安静状态，但身体却在活动中，可以翻来覆去。非快速眼动睡眠从轻度睡眠期向熟睡状态期过渡，两种睡眠的循环需要大约 1 个小时。这两种睡眠状态在晚上可以交替进行五六次。两个阶段的睡眠对宝宝身体和脑部发育都十分重要。

好妈妈必知

摇晃哄睡要注意不要猛烈的摇晃，否则会使宝宝的大脑在颅骨腔内不断受到震动，影响脑部发育。

宝宝的多样睡姿

有人说，趴着睡的宝宝聪明，但是目前还没有科学依据能证明这一点。育儿专家建议，小于3个月及生病的宝宝不宜趴睡，以防发生窒息等意外。其实，究竟哪种睡姿对宝宝最有利，目前并没有科学的定论，不过，新手爸妈可以了解以下几种睡姿各自的优缺点，再根据自家宝宝的情况灵活掌握。

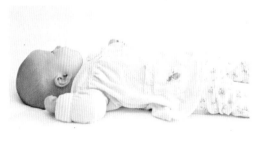

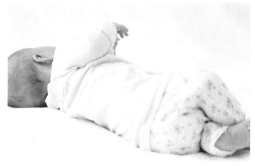

仰卧

优点：不必担心窒息，口鼻直接接触空气，一般不会有外物遮挡而影响呼吸，可直接观察宝宝睡况。

缺点：易发生呕吐，胃的生理结构使仰卧时胃容物易回流食道造成呕吐，而且吐出物不易流出口外，会聚积在咽喉处，容易呛入气管及肺，发生危险。

左侧卧

优点：宝宝面朝左边，侧躺着睡觉，这种睡姿能使全身肌肉得到放松，从而提高睡眠时间和质量。

缺点：左侧卧易引起呕吐或溢奶，维持姿态比较累，需要用枕头在前胸及后背支撑。

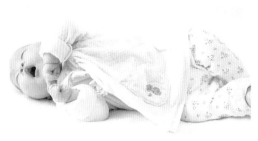

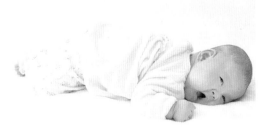

右侧卧

优点：右侧卧可减少呕吐或溢奶，因为胃的出口与十二指肠均在腹部右侧；可帮助肺部痰的引流；侧卧可以改变咽喉软组织的位置，减少分泌物的滞留，使宝宝的呼吸更顺畅，也就不会打鼾了，特别是刚吃完奶后，应让宝宝右侧卧睡。

缺点：姿势难维持，要用枕头在前胸及后背支撑。

俯卧

优点：睡沉时更有安全感，容易睡得熟，从而减少哭闹，有利于神经系统的发育；还可锻炼宝宝颈部、胸部、背部及四肢等肌肉群。

缺点：宝宝颈部力量不足，在不会自如地转头或翻身时，口鼻易被枕头、毛巾等堵住，发生危险。

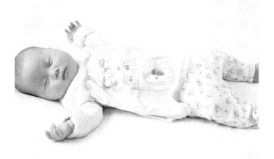

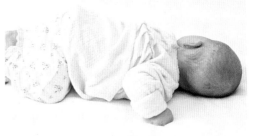

四肢伸展仰卧

优点：宝宝四肢处于完全放松状态，睡眠质量高。

缺点：胸腹部皮肤较薄易散热，如没有采取适宜的保暖措施，容易着凉。

撅屁股趴着睡

优点：有助于胸廓和肺的生长发育。

缺点：长时间保持这种姿势睡觉容易对膝盖造成压力。

新手爸妈关注宝宝睡姿

不要固定睡姿

每一种睡姿都有它的优势，宝宝睡觉尽量不要每天都保持一个姿势。新妈妈可以有意识地帮宝宝翻翻身，但尽量不要吵醒宝宝。

守在宝宝身边

宝宝睡觉时，新妈妈最好能多在旁守护，最好让宝宝多以仰卧、侧卧姿势睡觉，以免发生危险。

左右侧位经常换

宝宝也有自己的睡眠习惯，可能只喜欢左侧卧或右侧卧的睡姿，新妈妈最好经常帮助宝宝换位侧睡，以免造成宝宝偏头。

毛巾辅助调节睡姿

新妈妈可以用干净的毛巾卷成卷状，放在宝宝的头或身侧，帮助宝宝调节睡姿，但应注意不要让毛巾堵住宝宝的口鼻。

睡出漂亮头形

　　新生儿时期是宝宝头形的黄金塑形期，因为在这个时期，宝宝的头颅骨质地比较软，有一定的可塑性。要想让宝宝有个完美头形，在此时期就要注意宝宝的睡姿，最好经常变换宝宝的睡姿。

防止宝宝昼夜颠倒

刚刚升级做了新妈妈，总是会遇到宝宝的各种问题。如果宝宝白天睡得香，怎么叫都叫不醒，晚上清醒得很，使劲折腾，新手爸妈肯定会特别烦恼。新生儿无法分辨白天和夜晚，所以经常会出现白天睡觉、晚上起来玩耍的情况，也就是我们常说的昼夜颠倒。这种情况经常会弄得一家人晚上都睡不好觉，影响白天的生活和工作。

听专家怎么说宝宝睡眠问题

为了让宝宝睡得好，新手爸妈可以试一下下面这三种方法。

多带宝宝到户外活动

白天，宝宝睡醒吃饱后，如果天气好，可以带宝宝到户外散步，附近的公园、广场都可以。宝宝接触到外面新鲜的事物，就会充满好奇，会很兴奋，不睡觉也不会闹，这样既减少白天睡眠的时间，还能提高宝宝的免疫能力，提高夜晚睡眠质量。

睡前洗热水澡

睡前给宝宝洗热水澡，让宝宝全身放松，促进血液循环，有助于睡眠。洗澡前不要给宝宝喂奶，洗澡时大人扶着宝宝，让他的小手小脚在水里尽情地扑腾，洗完澡后给宝宝换上睡觉穿的宽松的衣服，宝宝就可以入睡了。

减少白天的睡眠

新生儿白天觉也比较多，但如果宝宝睡颠倒了，还是应尽量减少他白天的睡眠时间。如果宝宝想喝奶或者想尿尿，就借机叫醒宝宝，只要宝宝不闹，就多逗宝宝玩，减少宝宝白天的睡觉时间。但要注意，不能不让宝宝睡，太累的话晚上也会睡不着的。

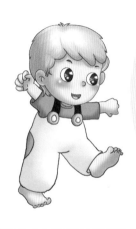

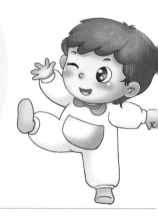

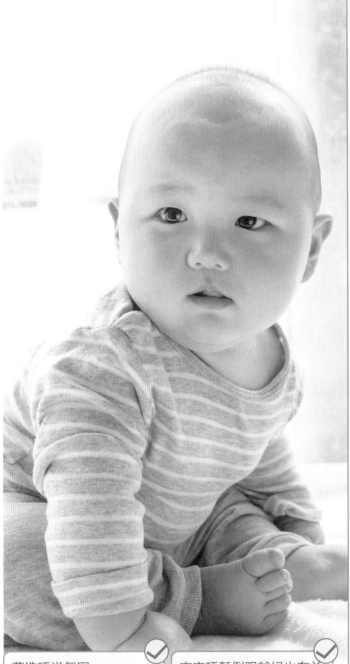

不要过分迷信让宝宝自己睡的说法

有的新妈妈想要培养宝宝独立睡觉的习惯，但是，如果方法不当，宝宝不仅不睡，还会大哭不止。因为有的宝宝可能还没有养成自己睡的习惯，突然这样，他们会用哭来表示抗议。爸爸妈妈应该找合适的时间，慢慢来，先让他躺着哄睡，再抱一抱，逐渐减少抱的时间，最后让他自己躺着睡着。

Tips： 大多数剖宫产出生的宝宝胆子比较小，缺乏安全感，睡眠相对浅，睡觉时容易醒，睡不实，就需要新手爸妈更多的爱和呵护。因此，新妈妈应尽量跟宝宝睡在一起，能让宝宝觉得更踏实。

宝宝缺钙也会影响睡眠

如果宝宝缺钙，就算他睡着了也会很容易惊醒，影响睡眠质量，更影响宝宝发育。所以，宝宝晚上不睡，还要判断是否缺钙。如果是缺钙引起的，就要及早咨询儿科医生，为宝宝补钙。

Tips： 不管用什么方法，都不可能立竿见影。新手爸妈要有耐心，要坚持下去，在宝宝闹觉的时候要多哄哄宝宝，不要对宝宝发脾气。

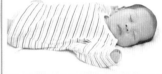

时间久了，宝宝就会按照爸爸妈妈的意愿养成良好的睡眠习惯，形成规律的作息。

营造睡觉氛围

宝宝没有辨别昼夜的能力，所以营造睡觉的氛围很重要。睡前将灯光调暗，也可以给宝宝哼唱摇篮曲。

宝宝睡颠倒跟爸妈也有关

有的家庭习惯晚睡，宝宝会认为现在是白天，不是睡觉时间。所以爸爸妈妈首先要做到自己早睡早起。

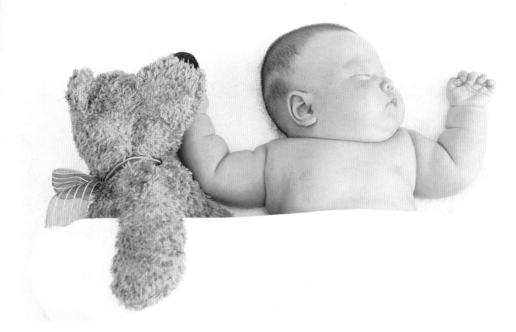

纠正睡觉坏习惯

宝宝一离开妈妈就哭闹，此时不宜立即抱宝宝，可在宝宝身旁哄他入睡。一开始时，妈妈就不要抱着宝宝睡觉，如果宝宝已经习惯了让妈妈抱着睡，从现在开始纠正还来得及。新妈妈不必小心翼翼、轻手轻脚地把宝宝往床上放，大胆地把宝宝放下，开始时他一定会哭闹着抗拒，让他发一会儿脾气，新妈妈可以躺在一边轻拍宝宝，避免宝宝呛着。当宝宝睡着后，在他身边放两个枕头，紧挨着他，让他以为是新妈妈在身边，这样宝宝就能睡得久一点。宝宝平时哭闹时，也要延迟抱起他的时间。

不要轻视午后的小睡

午睡有助于改善宝宝睡眠，增强免疫力。宝宝的大脑发育尚未成熟，半天的活动使身心处于疲劳状态，午睡将使宝宝得到放松，使脑部的疲劳状态得到改善，让宝宝睡醒后精神振奋，反应灵敏。在睡眠过程中还会分泌生长激素，因此，爱睡的宝宝长得快。

不要让宝宝睡在大人中间

许多年轻父母在睡觉时总喜欢把宝宝放在中间，其实这样做对宝宝的健康是不利的。

在人体中，脑组织的耗氧量非常大。一般情况下，宝宝越小，脑耗氧量占全身耗氧量的比例也越大。宝宝睡在大人中间，就会使宝宝处于缺氧而二氧化碳浓度较高的环境里，使婴幼儿出现睡眠不稳、做噩梦及半夜哭闹等现象，直接妨碍宝宝的正常生长发育。

宝宝出现惊跳，不要过分紧张

宝宝出现四肢、身体的无意识抖动，通常被称作惊跳。惊跳在新生儿时期是比较多见的，一般是生理性的。宝宝的神经系统还没有发育完全，所以惊跳是正常生理现象，不必过分紧张。

在宝宝出现惊跳时，新妈妈用手轻轻安抚宝宝的身体或双手，让宝宝产生安全感，可以使他安静下来。生理性惊跳对大脑的发育没有影响，因为生理性惊跳会随着宝宝月龄的增长、神经系统逐渐发育完善而逐渐消失，所以不需特殊处理。

宝宝出现惊跳的另外一个原因，可能属于疾病状态，比如宝宝缺钙会使这种惊跳现象增加或者持续时间很长，这需要经过医生检查以后确定。如果宝宝月龄渐大，还会出现较长时间的惊跳，就要及时就医了。

宝宝晚上哼唧着醒来，先别着急喂奶

很多新妈妈看到宝宝晚上醒来，发出哼唧的声音，就以为是宝宝饿了，然后就给宝宝喂奶。其实这是一个很不好的习惯，这样做反而会形成宝宝晚上睡醒了要吃奶的习惯。新手爸妈先要弄清楚晚上宝宝哼唧甚至哭闹的原因：

1. 积食、消化不良，上火或者晚上吃得太饱也会导致睡眠不安。

2. 母乳宝宝恋奶，一般宝宝吸吮几下就会睡着，并不是真的饿了。这是很多母乳宝宝都存在的情况，需要妈妈客观对待。

3. 有可能宝宝因为有了尿意才哼哼出声提醒妈妈的。如果已经用了纸尿裤，一般不用管，但是要注意纸尿裤别包太紧，否则会让宝宝不舒服。

4. 感冒发热等生病的情况。对宝宝的哼唧、哭闹，不要及时做出反应，可等待几分钟，因为多数宝宝夜间醒来几分钟后又会自然入睡。如果不停地哭闹，父母应过去安慰一下，但不要开灯，也不应逗宝宝玩、抱起来或摇晃他。如果越哭越甚，等几分钟再检查一遍，并考虑是否饿了、尿了，有没有发热等症状。

如果宝宝没有其他不适的原因，夜里常醒的原因很大一部分是习惯了，如果他每次醒来都立刻抱他或给他喂东西的话，就会形成恶性循环。建议宝宝夜里醒来时不要立刻抱他，更不要逗他，应该拍拍他，想办法安抚他，让他再次睡去。

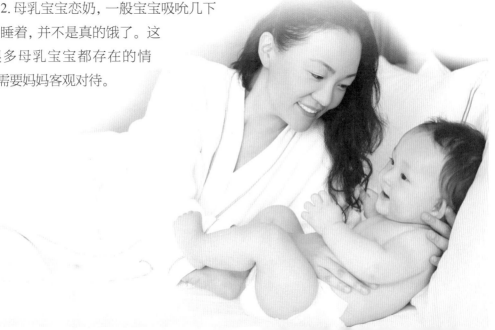

常见的宝宝睡眠误区

睡眠影响着宝宝的生长发育，因此很多爸妈会对宝宝睡觉这件事非常小心，但是有时候过度小心并不能让宝宝睡得更好，下面就来看看应避免的睡眠误区吧。

让宝宝乖乖入睡的窍门

将床上的玩具清理干净。睡觉前，将床上的玩具等会吸引宝宝注意力的东西都拿走，包括手纸、手帕之类宝宝能够抓在手里玩耍的物品。

睡前帮宝宝轻柔按摩。对背部及四肢进行轻轻拍打按摩时，可以增加与宝宝间的亲密感，还能放松身体，令身体即刻进入睡眠状态。

让宝宝听钟表的声音。钟表秒针的嘀嗒声与心脏搏动的声音很相似，在宝宝睡不着的时候能起到一定的催眠作用。有规律的节拍声能令宝宝有听到妈妈心脏跳动般的感觉，带给宝宝安全感。

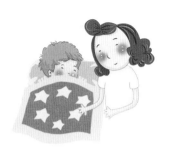

听专家怎么说宝宝睡眠问题

你观察过宝宝睡觉的样子吗？是否发现了在宝宝睡觉时出现了让人疑惑的情况？来看看新妈妈的问题和专家的解答吧。

? 宝宝睡觉时出汗多是生病了？

妈妈问： 宝宝在睡觉时，总会出很多汗，不知道宝宝是热了还是生病了？

听专家怎么说： 宝宝睡觉时出汗是因为汗腺分泌过多，称之为多汗，多汗又分生理性和病理性。气温高、衣服穿得过多、被子盖得太厚等都是导致生理性多汗的原因。由于宝宝的代谢快、体内毛细血管分布也比较多，所以跟成人比起来，出汗当然要多一些；若因为外界环境或者高强度运动，身体为了平衡体温，汗腺分泌汗液，这是属于正常的生理性多汗。如果宝宝在平静状态下出现汗特别多的现象，则多半是病理性多汗，应及时去医院检查。

? 新生儿睡觉需不需要枕头？

妈妈问： 宝宝睡觉时不枕枕头，总怕他睡得不舒服，到底要不要给宝宝准备枕头呢？

听专家怎么说： 刚出生的宝宝一般不需要使用枕头，因为新生儿的脊椎是直的，头部大小几乎与肩同宽。平躺时，背部和后脑勺在同一平面上；侧卧时，头和身体也在同一平面上。平睡、侧睡都很自然。如果给宝宝垫上一个小枕头，反而造成了头颈的弯曲，影响宝宝的呼吸和吞咽。但如果床垫比较软，穿的衣服比较厚时，妈妈可以将干净毛巾对折两次，垫在宝宝的头下方。3个月之后才可以考虑给宝宝准备小枕头。

看着宝宝的笑容，
简直心都萌化了！

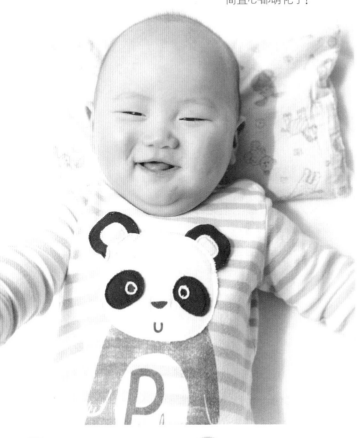

优质的睡眠是宝宝的生长源泉

足够的睡眠对宝宝来说非常重要，婴幼儿睡眠质量直接关系到其发育和认知能力的发展、科学睡眠习惯的建立，更会对宝宝的一生有重要意义。

促生长：睡眠时人体会分泌生长激素，而生长激素的分泌有其特定的规律，即在睡眠时分泌最多。对于刚出生的宝宝而言，多睡觉是好事。

提高智力：宝宝在熟睡之后，脑部血液流量明显增加，进而促进蛋白质的合成及宝宝智力的发育。

提高免疫力：在宝宝的生长发育过程中，夜间睡眠缺乏还会扰乱生长激素和其他激素的正常分泌，使得身体的免疫系统受损、内分泌失调、代谢出现问题。

❓ 睡梦中一哭就抱?

妈妈问：宝宝睡觉时突然哭起来，需要马上抱起宝宝哄吗？

🔊 **听专家怎么说**：宝宝在睡梦中哭起来，此时不用立即抱哄，新妈妈可以尝试以下方法诱导宝宝再次入睡。新妈妈靠近宝宝，用手轻轻沿头顶到前额方向抚摸他的头部，一边抚摸一边发出单调、低浅的"哦哦"声。或者将宝宝手臂按在胸前，模仿胎内姿势，使宝宝产生安全感，就会很快入睡。

❓ 宝宝睡觉露出微笑?

妈妈问：宝宝在睡觉时露出微笑，这是宝宝在做美梦吗？

🔊 **听专家怎么说**：宝宝的大脑皮层发育还不完善，不能达到对机体的完全控制，尤其是在睡眠状态下，所以宝宝在睡眠状态下出现微笑、肢体抽动等情况是很常见的现象。另外，宝宝出现微笑、皱眉等表情时，基本都处于浅睡眠状态，这时宝宝大脑正在进行思维活动，有利于增强大脑发育。

❓ 宝宝夜醒不睡怎么办?

妈妈问：宝宝半夜醒来后喂完奶，没有立即睡觉，这个时候应该怎么办？

🔊 **听专家怎么说**：有的宝宝在晚上醒来后，躺在床上能玩一两个小时，没人哄逗还会大哭。如果宝宝出现过一次这样的情况，新妈妈要及时纠正，下次晚上喂奶时，不要开灯，不要哄逗宝宝，喂完奶或换完尿布就把宝宝放下，以免他形成夜间玩耍的习惯。

好环境好床品，当然好睡眠

给宝宝创造一个良好的睡眠环境是宝宝健康成长的前提。宝宝睡觉时，室内的温度最好在 18~25℃，相对湿度在 50%~60%；卧室要安静、清洁，不要有"穿堂风"；夏季时，可让宝宝睡在棉麻布上，最好不要使用凉席；冬季要注意保暖。

给宝宝选个好睡袋

很多新妈妈担心宝宝睡觉时蹬开被子使腹部受凉，所以经常用被子把宝宝包得严严实实，有时还会用几根带子捆上，这样不仅不利于宝宝四肢的发育，还不利于宝宝触觉的发展。其实使用睡袋可以很好地解决这些问题。给宝宝使用睡袋，新妈妈省心，宝宝也更健康。那么，怎样给宝宝选一款舒适、温暖的睡袋呢？

怎样给宝宝挑睡袋

新妈妈在给宝宝挑选睡袋时，可以参考以下几个方面：在睡袋的材质上，多采用纯棉；在睡袋的薄厚方面，现在市场上宝宝睡袋有适合春秋季用的，有适合冬季用的。选择睡袋的时候一定要考虑自己所在地的气候，再决定所买睡袋的薄厚；还不能忽略睡袋的尺寸，给宝宝选择合身的睡袋才是最好的，妈妈也可以选择那种加长型的睡袋，用上两三个冬季是没有问题的，更加经济实用。

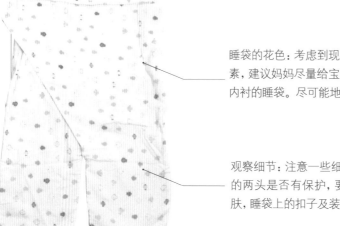

睡袋的花色：考虑到现在布料印染中的不安全因素，建议妈妈尽量给宝宝选择白色或浅色的单色内衬的睡袋。尽可能地避免一些不必要的污染。

观察细节：注意一些细小部位的设计，比如拉链的两头是否有保护，要确保不会划伤宝宝的肌肤，睡袋上的扣子及装饰物是否牢固。

睡袋的款式

抱被式的睡袋：适合周岁内的宝宝。抱被式睡袋在领口的设计上会多出一块带拉链的长方形棉垫，将它拉起的时候就成了挡风的小帽子，展开后可做柔软的小枕头。睡袋的领口处经常会往里收一些，这样宝宝的颈部就不会进风受凉了。

背心式、带袖睡袋：这两款睡袋有的还有加长的设计，0~5岁的宝宝都适用。宝宝睡觉的时候可将手臂露在睡袋外面，既适合他的睡姿，又能帮助调节体温，而且也不必担心他前心后背受凉。如果新妈妈担心宝宝手臂受凉，也可选择带袖的睡袋。另外，背心式睡袋因为填充物不能灵活取出，要整体洗涤，多次洗涤后保暖性会有所下降。而带袖式睡袋有的采用了可脱卸的增厚内胆设计，在洗涤上就方便多了。

长方形睡袋：这款睡袋的设计比较宽大，侧面拉链展开后可以当小被子用，内胆可以按需要拆卸，有的也带帽子。这款睡袋比较适合那些睡觉较乖的宝宝，用的时间会比上两款的长久些。新妈妈如果选择这款睡袋，最好选择那种带护肩的，以免宝宝肩部着凉。

睡袋的材质

内层：内层的面料基本都是采用100%棉。这种面料既柔软又结实，可以直接接触宝宝的肌肤。

填充物：睡袋中层的填充物为100%棉，轻便且保暖，可整体洗涤不变形。

外层：外层面料也要是纯棉的。睡袋款式的选择建议选择下方封口的睡袋，以防宝宝受凉。

冬季用睡袋

宝宝睡觉很不安分，会乱踢被子，把手脚暴露在冷空气中，这样很容易感冒。所以在冬季，宝宝穿上宽松的睡袋，身体和睡袋之间会有一层帮助保暖的空气层，让宝宝不会因为踢被子着凉。而且给宝宝盖毯子、被子等，不仅有被踢掉的风险，还有在睡眠中窒息的风险。用睡袋还可以减轻新妈妈的负担，这样新妈妈就不用晚上经常起来给宝宝盖被子，会轻松很多。

夏季用睡袋

夏季温度高，给宝宝使用睡袋需注意，避免包裹太严实不透气，否则宝宝容易生痱子。为避免宝宝着凉，可以给宝宝穿上小肚兜，护着点小肚子，也可以用毛巾被把腹部盖好，脚露在外边，这样也能避免宝宝蹬被子。如果新妈妈要在夏季使用睡袋，可以选择纯棉、纱布或者竹纤维的材质，因为竹纤维具有抗菌防螨、透气排汗、调节体温的作用，而且十分耐用、柔软。

走进新生儿的卧室

新生儿的卧室要舒适、清洁，这样做不仅可以减少生病，还能促进宝宝生长发育。同时一定要保持空气流通，新生儿的卧室内要尽量少放家具，以便于对新生儿的观察和护理。在墙壁上，可以张贴一些色彩鲜艳的图画，最好是一些活泼可爱的人物画、小动物画，给新生儿一个良好的视觉刺激。

该不该睡小床

有的新妈妈说，睡觉时最好让宝宝单独睡小床，这对宝宝的生长发育、养成良好睡眠及卫生习惯都有好处。有的新妈妈却提出，宝宝一个人睡不安稳，和父母同床睡可方便夜间照料，也有利于加深亲子关系。对此育儿专家称，很难说哪一方的观点更好。让宝宝单独睡，不仅可以培养独立性，还可避免父母翻身时把宝宝压着；但宝宝就近与父母睡，可以培养感情。

所以，一般建议，宝宝在加辅食（一般为6个月）之前可以和父母同睡，但不同床；新妈妈可以在哄宝宝睡觉时，陪在宝宝的身边，让他充分感受你对他的爱。待宝宝五六岁以后，基本生活习惯和性格完全形成后，就可以试着让宝宝单独睡了。

听专家怎么说宝宝睡眠 "小动作"

宝宝在睡眠中会出现一些 "小动作"，新妈妈会觉得很奇怪，下面就跟着专家一起来解读宝宝的这些 "小动作" 吧。

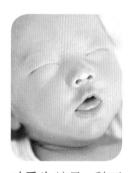

吐舌头 这是一种正常现象。由于新生儿对外界环境不适应造成的，吐舌的动作是无意识的。

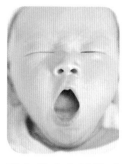

张大嘴 宝宝睡觉时张大嘴或用小嘴找奶吃，表明他处在浅睡眠状态。此时外界很小的刺激也会把宝宝吵醒。

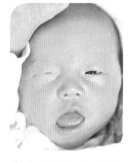

举小手 睡觉时，宝宝因为外界刺激而全身紧缩、举起手。这是惊跳反射，是神经系统未发育完善的表现。

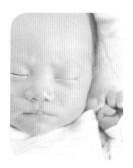

握拳头 新生儿大脑皮质发育尚不成熟，手部肌肉活动能力弱，造成了屈手指现象，即紧握两个小拳头。

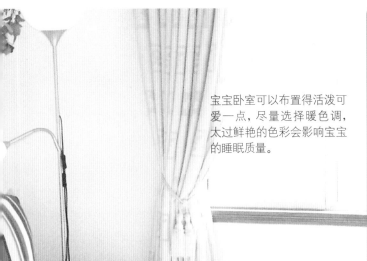

宝宝卧室可以布置得活泼可爱一点，尽量选择暖色调，太过鲜艳的色彩会影响宝宝的睡眠质量。

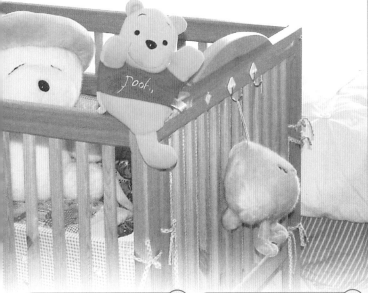

让宝宝熟悉自己的床

所有的宝宝，特别是在出生后的头几个月，都会在夜间醒来几次。宝宝通常自己能够重新进入熟睡状态，但如果每天晚上宝宝完全入睡前都需要喂奶或者摇晃，那么他将很难在没有这些帮助时自己重新入睡。所以，新妈妈在宝宝完全入睡前就应该把他放到床上，这样宝宝入睡前的最后回忆是睡觉的床，而不是妈妈或奶瓶。

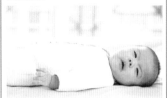

Tips: 把一件有妈妈气味的衣服放在宝宝身边，让宝宝内心充满安全感，可以帮助他进入睡眠状态。

宝宝睡觉穿什么

夏季: 很多人晚上睡觉都会开风扇或者空调来降温。在宝宝睡觉时，应该给他穿一件背心或肚兜，用来保护胸腹部，而两只手可以暴露在外，下身穿一条短裤，这样就算宝宝踢了被子，身体也不会完全暴露在外，减少受凉的机会。

冬季: 建议给宝宝穿上棉质的睡衣，准备一个宽松的睡袋，这样宝宝既不会感觉很拘束，又减少了妈妈半夜起来给宝宝盖被子的烦恼。

Tips: 夏季如果开了空调，则需要在宝宝肚子上盖上空调被，以避免因腹部着凉而感冒。

卧室有睡觉的气氛 ✓

卧室要有睡觉气氛，拉上窗帘，灯光要暗一些，室内保持安静无噪声。被、褥、枕要干净、舒适，应与季节相符。

室温适宜 ✓

宝宝卧室室温应以 **18~25℃** 为宜，过冷或过热都会影响宝宝的睡眠。湿度为 **50%~60%** 比较适合宝宝。

新生儿护理与母乳喂养一本通

营造优质的睡眠环境

宝宝睡眠或多或少都会出现一些问题，这或许是家人照顾不周，或许是因为疾病等引起的。父母应对睡梦中的宝宝加以观察，排除一切不利于宝宝睡眠的因素。

夏季宝宝睡觉时这样用空调

夏季气温较高，很多新妈妈都想给宝宝开空调降温，但又怕空调使用不当，导致宝宝生病。下面就来看看应该如何使用空调吧。

因为宝宝免疫能力比较弱，温度调节功能发育还不完善。所以在宝宝睡着之后，如果保持很低的温度，会让宝宝患上感冒。首先空调温度不要开得太低，使室内外温差不超过7℃。气流速度维持在0.2米/秒（低速），超过这个风速会超出宝宝的承受范围。夜间睡眠时，千万不要让宝宝睡在风口下，尤其不要让风口对着宝宝的头部和足底。睡觉时最好给宝宝盖床单或空调被，如温度过低则调高空调的温度或者关掉空调。

另外，在使用空调之前，一定要做好空调的清洁工作，以免宝宝感染细菌。

听专家怎么说宝宝睡眠问题

对于宝宝的睡眠，新妈妈一定会有很多的问题吧？看看专家都是怎么解答的。

❓ 白天睡觉要调暗光线？

妈妈问：为了宝宝能在白天睡久一点，要调暗光线吗？

听专家怎么说：虽然黑暗的确更有利于宝宝延长睡眠时间，但是宝宝白天的睡眠和夜晚睡眠非常不同。白天的小睡只是小小的加油站，帮助宝宝消除一定程度上的疲劳。白天和黑夜的睡眠环境太相近，不利于宝宝区分白天和黑夜的睡眠模式，容易导致睡眠昼夜颠倒问题。

❓ 宝宝能用电热毯吗？

妈妈问：想给宝宝用电热毯取暖，可以吗？

听专家怎么说：需要慎重使用，将电热毯开十分钟，等被窝暖和之后关闭并撤出电热毯以保证安全。最好用其他安全无隐患的方式给宝宝取暖，一般来说，给孩子穿够衣服，特别是舒适保暖的内衣就可以了，适当地开空调也是可以的。

宝宝的寝具准备要点

宝宝的寝具包括床垫、被褥、床单、毛巾被、被罩、毛毯、枕头、枕头套等。

床垫： 儿童床以木板床和较硬的弹簧床为宜，铺上棉质的被褥做床垫即可。建议不要使用 5 厘米以上厚度的海绵垫，否则会因宝宝汗水、尿液累积在海绵垫内，从而导致宝宝生痱子。

被褥： 宝宝的被褥一定要柔软、蓬松、透气性好。不过被褥也不能太厚、太蓬松，以免宝宝身陷其中，不利于脊椎发育。

毛巾被、被罩： 宝宝的贴身毛巾被、被罩要选纯棉制品，以免刺激宝宝皮肤，同时盖在身上也很舒服。

枕头： 枕芯质地应柔软、轻便、透气、吸湿性好，可选择稗草籽、茶叶、荞麦作为材料充填。

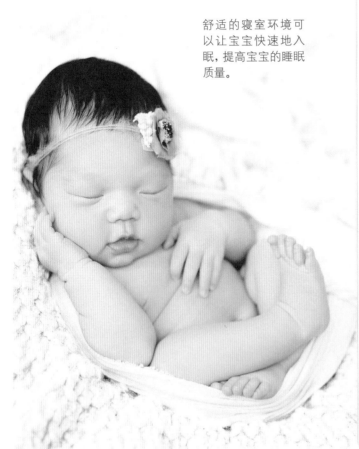

舒适的寝室环境可以让宝宝快速地入眠，提高宝宝的睡眠质量。

❓ 宝宝睡觉时要不要留灯？

妈妈问： 有时候担心宝宝一个人睡会怕黑，就会在床头留一盏灯，这样做是否正确呢？

🔊 **听专家怎么说：** 研究发现，任何人工光源都会产生一种微妙的光压力，这种光压力的长期存在，会使人尤其是婴幼儿表现得躁动不安，难以入眠。同时，宝宝长期在灯光的照射下睡觉，会影响神经系统中网状激活系统，缩短他每次睡眠的时间，睡眠深度变浅而容易惊醒。此外，宝宝长期在灯光下睡眠，光线对眼睛的刺激会持续不断，眼球和睫状肌便不能得到充分的休息，极易造成视网膜的损害，影响其视力的正常发育。

❓ 宝宝头总侧向一边，怎么办？

妈妈问： 宝宝睡觉时头总是侧向一边，会不会长成偏头？

🔊 **听专家怎么说：** 宝宝出生后，头颅都是正常对称的，但由于婴儿时期骨质密度低，骨骼发育又快，所以在发育过程中极易受外界条件的影响。如果宝宝的头总侧向一边，受压一侧的枕骨就会变得扁平，容易出现头颅不对称的现象。但一般都会在 1 岁内得到自然纠正，只要新妈妈注意避免宝宝的头总侧向一边，并及时给宝宝补充维生素 D，预防颅骨软化就可以了。

新生儿的大小便

　　自从宝宝出生后，新妈妈生活的重心就转移到宝宝身上了。宝宝的大事小情都牵动着新妈妈的心，吃喝拉撒睡，没有一样不让新妈妈紧张。便便和尿尿是宝宝身体是否健康的晴雨表，宝宝正常大小便是每个新妈妈的朴素愿望。本章内容将告诉新手爸妈，怎样看懂宝宝的大小便。

关注宝宝的大小便

便便和尿尿可以反映宝宝的身体健康状况，新妈妈一定要留意宝宝的大小便。

宝宝的大小便，反映着健康情况

宝宝的便便和尿尿里面也是有大学问的，通常可以根据大小便的次数、颜色、气味和性状来判断宝宝身体健康的状况。

出生后 6~12 小时会排出胎便

新生儿出生后 6~12 小时开始排胎便，胎便呈墨绿色或黑色黏稠状，无臭味。

正常新生儿多数于出生后 12 小时内开始排便，胎便总量为 100~200 克，若 24 小时不见胎便排出，应检查有无消化道畸形。

若乳汁供应充分，胎便 2~4 天排完即转变为正常新生儿便便，由深绿色转为黄色。

尽快排出胎便，有利于减轻黄疸症状

胎便中含有较多的胆红素，如果胎便尽快排出，可减轻肝脏对胆红素的代谢负担，从而达到减轻新生儿黄疸症状、缩短黄疸持续时间的良好效果。

什么样的便便算正常

不同喂养方式的宝宝，便便也有所不同，新妈妈要结合自家宝宝的喂养情况，留心观察宝宝的便便，读懂便便中蕴含的健康信息。

母乳喂养：呈金黄色，多为均匀糊状，偶有细小乳凝块，有酸味，每天 2~5 次。即使每天大便达到 6~8 次，但大便不含太多的水分，呈糊状，也可视为正常。

人工喂养：大便呈淡黄色或土黄色，大多成形，含乳凝块较多，为碱性或中性，比较干燥、粗糙，量多，有难闻的粪臭味，每天一两次。

混合喂养：混合喂养的宝宝大便与人工喂养宝宝的便便相似，但较黄、软。添加谷物、蛋、肉、蔬菜等辅食后，大便性状接近成人，每天 1 次。

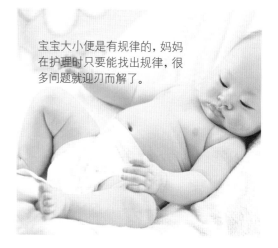

宝宝大小便是有规律的，妈妈在护理时只要能找出规律，很多问题就迎刃而解了。

24 小时内不排便怎么办

正常新生儿在出生后 12 小时内开始排胎便, 较迟的是在 24 小时内排出胎便。但是有很多新手爸妈会发现宝宝在 24 小时内没有排胎便, 也不知道是什么原因, 就会担心新生儿是不是出现了肠胃异常情况。

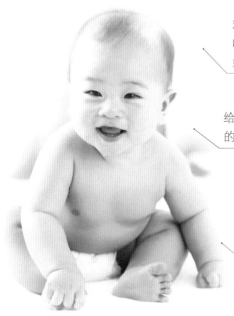

观察宝宝有无异常情况。如看看宝宝腹部有无发胀, 吃奶量和精神是否正常。如果宝宝腹部没有发胀, 吃奶量正常, 精神状态好, 新手爸妈就不需要太过担心。

给宝宝进行抚触。新手爸妈可以给宝宝做腹部的顺时针方向按摩, 帮助宝宝排出胎便。

咨询医生。如果一段时间过后还没有排出胎便, 甚至出现了呕吐的现象, 就要去咨询医生, 检查是否为疾病原因引起的。

喂养不当的便便长这样

1. 大便量少, 次数多, 呈黏液状, 往往是因为喂养不足。

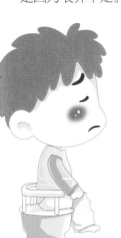

2. 大便中有大量泡沫, 呈深棕色水样, 带有明显酸味, 说明宝宝摄入过多淀粉类食物, 引起消化不良。

3. 大便如臭鸡蛋味, 提示宝宝蛋白质摄入过量, 或蛋白质消化不良。

新生儿的便便

新生儿大多会在出生后 24 小时内排出墨绿色的黏稠大便。新手爸妈可能会惊讶, 新生儿基本没有吃什么东西, 怎么会排出大便呢? 其实这是胎便, 是由胎儿期肠道内的分泌物、胆汁、吞咽的羊水以及胎毛、胎脂、脱落的上皮细胞等在肠道内混合形成的。

新生儿的尿尿

新生儿膀胱小, 肾脏功能尚不成熟, 每天排尿次数多, 尿量少。如果新生儿吃奶少或者体内水分丢失多, 或者进入体内的水分不足, 会出现尿少或者无尿的症状。此时应该让新生儿多吸吮母乳或喂些水, 尿量就会多起来。新生儿第 1 次的尿量只有 10~30 毫升, 在出生后 36 个小时之内排尿都属于正常。

新生儿每天大小便几次才算正常

新生儿每天大小便的次数会因喂养方式的不同而有所差异，以下是一般情况下新生儿的大小便情况图表，新妈妈应根据自家宝宝状况，具体问题具体分析。

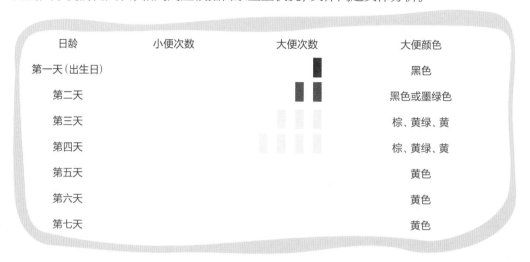

日龄	小便次数	大便次数	大便颜色
第一天（出生日）			黑色
第二天			黑色或墨绿色
第三天			棕、黄绿、黄
第四天			棕、黄绿、黄
第五天			黄色
第六天			黄色
第七天			黄色

新生儿多久尿一次

出生时，新生儿的膀胱中已经有了少量尿液。大部分的新生儿会在出生后6小时内排尿，开始尿量少，以后逐渐增多。但是也有新生儿在36小时后排尿的情况。

一般出生后的前4天，排尿次数较少。大约1周以后，随着进水量的增多，每天排尿10~20次，尿量也会有所增加。

人体排出尿量的多少因年龄不同差别很大，每天尿量的多少与液体的摄入量、气温的高低、食物的种类、活动量的大小及精神因素均有很大关系。

新生儿每天排尿量为200毫升左右，婴儿为400~500毫升。医学上把1岁的宝宝每天尿量少于30毫升称为无尿。出生不到24小时的新生儿，因进奶量和进水量少导致无尿为正常现象。

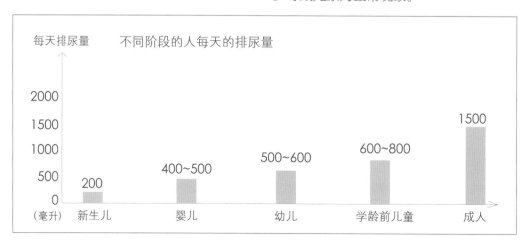

每天排尿量　不同阶段的人每天的排尿量

宝宝拉绿便便了

宝宝拉绿色大便一般是由于以下原因造成的，新妈妈要注意对比，判断是何种原因造成宝宝拉绿色大便，并对症下药，选择适合宝宝的治疗方法。

病理性。宝宝在着凉、消化不良的情况下都有可能会出现拉绿色大便的现象。如果有细菌感染，需要积极地治疗。如果化验情况正常，可能是宝宝消化不良或腹部受凉所致。

饥饿原因。在宝宝没吃饱的时候，宝宝因为饿而导致胃肠蠕动过快，使肠道中的胆红素尚未转换，就从大便中排出，便便就会变绿、变稀。

消化问题。脂肪在消化过程中，消耗胆汁较少，多余的胆汁则从大便中排出，使大便呈绿色。如果新妈妈认为宝宝吃得很多，那就是消化不良，可以给宝宝吃些益生菌。

铁质不吸收。吃含有铁质奶粉的宝宝，若不能完全吸收奶粉中的铁质，则大便呈黄绿色。大便中的白色颗粒较大，且较容易有臭味。

宝宝大便带血是怎么回事

遇上宝宝大便带血的情况，新妈妈不要慌乱，先初步判断宝宝大便出血的原因，再做下一步的处理。如果宝宝便血量少，且进食和睡眠正常，新手爸妈不用太过紧张。如果新手爸妈无法判断是什么原因引起的血便，最好还是尽快去医院检查一下。

大便带血的原因

痢疾：包括细菌性痢疾和阿米巴痢疾，有发热、大便次数增多、便中混有新鲜血液及黏液等症状。

出血性小肠炎：发热、腹痛、呕吐、大便次数增多并带有黏液、血液。

肠套叠：宝宝阵发性哭闹，反复呕吐、腹胀，大便为果酱样，腹部可摸到肿块。

根据出血量的多少判断

潜血：少许消化道出血，肉眼看不到或不能分辨，需通过化验才能判定。

少量便血：仅从肛门排少许血便，或纸尿裤、尿布沾染少量血便。

大量便血：短期内大量便血，24小时内出血量超过全身总血容量的15%~25%。

根据出血颜色判断

新鲜血便：颜色鲜红，多数为接近肛门部位出血和急性大量出血。

陈旧血便：颜色暗红，混有血凝块，多为距离肛门较远部位的肠道出血。

果酱样血便：颜色暗红，混有黏液，是典型小儿急性肠套叠的表现。

黑血便：为小肠或胃的缓慢出血。

宝宝大便有"奶瓣"应分情况处理

宝宝大便中有白色小块，俗称"奶瓣"。3 个月以内的宝宝大便中有奶瓣是十分常见的现象，这与他本身消化系统发育不完善有关。当然，饮食也是一个原因，分两种情况：一种是母乳喂养，另一种是人工喂养。

母乳喂养

母乳喂养出现"奶瓣"原因：吃母乳的宝宝可能和新妈妈的饮食喜好有一定的关联，也和宝宝消化道发育不完善有关。

护理方法：新妈妈饮食不要过于油腻，适量摄入蛋白质、钙，同时要注意宝宝腹部保暖。若宝宝身高、体重增长正常，新妈妈就不用过于担心，平时给宝宝适当补充白开水，喂完奶后给宝宝进

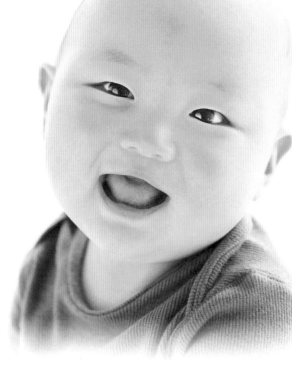

行腹部按摩，养成定时排便的习惯，必要时在医生指导下给宝宝吃点益生菌。

人工喂养

人工喂养出现"奶瓣"原因：由于部分脂肪皂化后，与多余的钙相结合形成的部分未吸收的物质就会形成"奶块"样物质，称蛋白块或脂肪球，这是正常情况。因为宝宝消化能力弱，所以冲调奶粉时一定要按照比例冲调，浓度不能太高，按照正确方法喂奶，可以按照少量多餐的方法让宝宝慢慢适应。

护理方法：建议新妈妈两餐奶中间给宝宝适当补水，喂奶后半小时可以进行腹部按摩，也要观察一下宝宝是否有缺钙的症状，必要时在医生指导下给宝宝补充钙剂。

如果宝宝一直以来不管是喝母乳还是喝奶粉都有奶瓣，而且宝宝身高、体重都达标，精神各方面都好，那就不要太担心，一般情况都是正常的。等宝宝大一点，消化系统发育完善一些后自然就不会有奶瓣了，若实在不放心，可以带宝宝去看医生。

4 种常见问题便便护理方式

蛋花汤样大便

每天大便 5~10 次，含有较多未消化的奶块，一般无黏液。

护理方式：多见于喝奶粉的宝宝。如为母乳喂养则不必改变喂养方式、奶量及次数，一般能自然恢复。如为混合喂养或人工喂养，需适当调整饮食结构，可在奶粉里多加一些水稀释。如果两三天仍不正常，则应请医生诊治。

臭鸡蛋大便

大便闻起来像臭鸡蛋一样。

护理方式：这是提示宝宝蛋白质摄入过量，或蛋白质消化不良。应注意配方奶浓度是否过高，进食是否过量，可适当稀释奶粉或限制奶量一两天。如果已给宝宝添加辅食，可以考虑暂时停止添加此类辅食，等宝宝大便恢复正常后再逐步添加。

油性大便

大便呈淡黄色、液状、量多、像油一样发亮，在尿布上或便盆中如油珠一样可以滚动。

护理方式：这表示食物中脂肪过多，多见于人工喂养的宝宝，需要适当增加糖分或暂时改食用低脂奶等。但要注意，低脂奶不能作为正常饮食长期食用。

泡沫状大便

大便稀，有大量泡沫，带有明显酸味。

护理方式：未添加辅食前的宝宝出现黄色泡沫便，表明宝宝消化不良，建议新妈妈保持清淡饮食，不吃难消化的食物，如黄豆、芋头等。已经开始添加辅食的宝宝出现棕色泡沫便，则是食物中含淀粉过多所致，如米糊、烂面条等，减少或停止食用这些食物即可。

出现以下 3 种便便需要就医

灰白大便

宝宝从一出生拉的就是灰白色或陶土色大便，一直没有黄色，但小便呈黄色。这时就应尽快就医，很有可能是先天性胆道梗阻所致，延误诊断和治疗会导致永久性肝脏损伤。

豆腐渣大便

大便稀，呈黄绿色且带有黏液，有时呈豆腐渣样。这种便便可能是患有霉菌性肠炎，宝宝同时还会患有鹅口疮。如果宝宝有上述的症状，需到医院就诊。

水便分离

大便中水分增多，水与大便分离，呈稀粥样，且排便的次数和量有所增多，容易引起宝宝脱水或电解质紊乱，应立即带宝宝到医院就诊，并应注意宝宝用具的消毒。

尿布还是纸尿裤

宝宝从出生到能够大小便自理，一直有尿布或纸尿裤陪伴。奶奶喜欢给宝宝用棉尿布，舒服还省钱，而妈妈喜欢用纸尿裤，方便、省心。那么究竟是用棉尿布好，还是用纸尿裤好呢？

尿布与纸尿裤的选择

关于是用尿布好还是纸尿裤好的问题，一直都存有争议。宝宝用纸尿裤，能睡得更踏实，毕竟新生儿大多数时间都在睡觉，让宝宝睡得更好，长得更快，这才是最重要的。也有的家庭会选择白天的时候用棉尿布，晚上用纸尿裤，这种方法也很不错，经济又实用。

尿布和纸尿裤配合着用

尿布大都是棉布材质，质地柔软，不会因为摩擦而使宝宝的小屁屁受伤，环保又省钱；只是宝宝尿尿后无法保持表面干爽，必须赶紧更换，所以换洗尿布是一项"大工程"，新妈妈及家人会很辛苦。

纸尿裤使用方便，减少了新妈妈的劳动量，并且能使宝宝的小屁屁保持干爽；缺点是透气性差、花费高。

对比尿布和纸尿裤的优缺点，聪明的新妈妈可以在外出时和夜间使用纸尿裤，白天在家用尿布，既节省费用，又可发挥各自的优点。

穿尿布、纸尿裤后"红臀"怎么办

穿尿布或纸尿裤后，宝宝的小屁屁有点红，新妈妈可按以下方法来护理，对宝宝红臀有缓解作用。

首先，还是要做到勤换尿布或纸尿裤。

其次，宝宝大便后或换尿布时，用温开水或4%的硼酸水洗小屁屁，再用棉布轻轻拭干，不要用力擦。平时清洗时也不要用肥皂给宝宝洗屁屁，用清水洗完后擦上爽身粉或抹点护臀油。

另外，在不冻着宝宝的前提下，尽量让宝宝的小屁屁暴露在空气中，不要总是包着尿布或纸尿裤。这样，宝宝的"红臀"一般是可以慢慢恢复正常的。

如何选购纸尿裤

市场上的纸尿裤有多种类型，很多新妈妈不知道挑选什么类型的最适合自己的宝宝。这其实不难，关键还是要挑选透气性好、松紧适度、经济又实惠的纸尿裤产品。

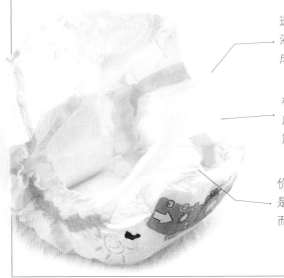

透气。如果纸尿裤没有透气外层，宝宝的尿液存在纸尿裤中，分解后会产生氨，极易造成尿布疹。

松紧适宜。有的纸尿裤在两边用了很紧的橡皮筋，只穿一会儿宝宝的大腿根处就被橡皮筋勒得发红，要慎重选择这种纸尿裤。

价格与实用结合。有些产品虽然价格稍贵但是吸水量大，更经济实惠；要避免"红屁股"而经常更换，那么价格便宜的纸尿裤更实用。

更换纸尿裤需注意

1. 更换纸尿裤时手部要干燥清洁，在宝宝穿上新的纸尿裤前可在其臀部涂一些护臀软膏等，以预防"红臀"。

2. 更换纸尿裤时注意不要包得太紧，否则易导致"红臀"、皮炎等发生。

3. 尽量选择吸湿力强、有透气腰带和腿部裁剪设计、大小适合的纸尿裤，这样宝宝穿着舒适，对宝宝皮肤也有好处。

好妈妈必知

尿布或纸尿裤不可以被家用卫生纸或纸巾代替，因为家用卫生纸、纸巾的制作工艺较粗糙，还会有漂白剂等化学物质，会刺激到宝宝皮肤。

使用尿布的优缺点

优点：

1. 吸水性强，使用舒适，透气性较好，对宝宝娇嫩的皮肤刺激小，安全。

2. 可用质地柔软、吸水及透气性好的棉布、纱布裁剪消毒清洗而成，可重复使用，经济实用。

缺点：

需要勤洗勤换，花费大量时间和体力。

使用纸尿裤的优缺点

优点：

1. 方便省事，整洁舒适，能迅速处理宝宝大小便问题。

2. 晚上不用经常更换，有利于大人和宝宝充分休息。

缺点：

1. 有些纸尿裤透气性差，刺激宝宝的皮肤。

2. 经常更换，经济性欠佳。

轻松换纸尿裤

　　纸尿裤在新手父母眼里完全是陌生的，有的新手爸妈根本不知道该怎样给宝宝穿，有的倒是给宝宝穿上了，却穿反了。所以学好护理知识，就会发现给宝宝换纸尿裤很轻松。

听专家怎么说更换纸尿裤问题

对于新手爸妈来说，给宝宝更换纸尿裤不是一个简单的活。下面就教新手爸妈给宝宝换纸尿裤的方法。别着急，一定会越来越熟练的。

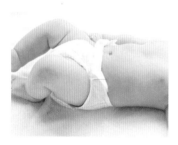

1 先在宝宝屁股下面放个一次性尿垫，以免弄脏床单。把脏纸尿裤的腰贴打开并折叠，以免粘住宝宝的腰部皮肤。

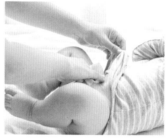

2 把脏纸尿裤的前片拉下来。一只手抓住宝宝的两个脚踝，轻轻上抬，另一只手用婴儿专用纸巾把大便或小便擦干净。

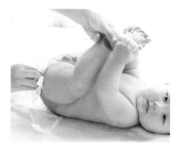

3 撤出脏的纸尿裤，然后，用婴儿湿巾、湿棉布或湿纱布把宝宝小屁屁擦干净。

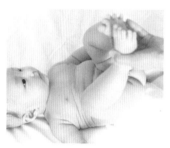

4 洗净双手，将床单铺在床上，然后轻轻将宝宝放在床单上，铺开纸尿裤，放到宝宝小屁屁下面。

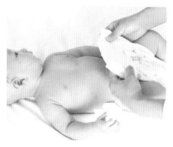

5 将纸尿裤提到两腿间撑平，不要揉在一起。注意不要太用力，以免压到宝宝的肚子，导致宝宝吐奶或者不舒服。

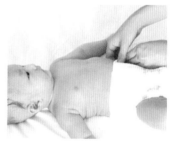

6 合上两侧，粘上纸尿裤两侧的胶带。注意不要粘得太紧，否则会勒到宝宝软软的腹部，最好能保持留两根手指的空间。

冬季给宝宝换纸尿裤的小妙招

给宝宝使用纸尿片

其实纸尿片和纸尿裤的功能是相同的，只是纸尿片会更适合冬季的时候用，而且用起来更方便。因为纸尿裤在更换的时候需要脱下来，再拿一片新的换上，有的时候宝宝喜欢乱动，就会很久都穿不好纸尿裤，在冬季宝宝容易因此着凉。而纸尿片可以配合尿布扣使用，在给孩子换尿布时方便很多，也能很好地避免孩子感冒。

把纸尿裤穿在开裆裤外

有些新妈妈自己琢磨出了一种纸尿裤的新穿法，就是把纸尿裤穿在开裆裤外，然后把纸尿裤与开裆裤重合处裤子拉出来就可以了。这个方法也很适合在冬季使用。新手妈妈们可以借鉴。

给宝宝换纸尿裤的时候用小太阳

有的新手爸妈在给宝宝洗澡时会用小太阳。同样，给宝宝换纸尿裤的时候，小太阳也可以用起来。需要注意的是，小太阳用完要及时放在宝宝碰不到的地方，以免给宝宝造成不必要的伤害。

关于纸尿裤的小贴士

1. 纸尿裤好用的标准是舒适合身、吸收量大、干爽不回渗、透气不闷热。不知道如何选纸尿裤的新妈妈可以根据这几个原则来挑选适合自己宝宝的纸尿裤。

2. 宝宝的纸尿裤要选轻薄贴身的，这样不会因纸尿裤太厚、太紧而对宝宝的身体造成压迫。

3. 目前，大部分品牌纸尿裤表层都是选用无纺布为主要原料。纸尿裤透气性的好坏，主要是看无纺布的质量。高质量的纸尿裤能更好地保护宝宝的皮肤，降低过敏和患尿布疹的概率。

Tips：宝宝穿纸尿裤漏尿的情况不少见，却不一定是选错了纸尿裤，可能是大腿处没有穿好。在帮宝宝穿好纸尿裤后，大腿根的防漏边也应扯平整。

分性别买纸尿裤

市售的纸尿裤有区分男宝宝和女宝宝的品牌，区分性别的纸尿裤会设计出不同的吸收区域，比如男宝宝的吸收区域在前面，女宝宝的在后面。新手爸妈可根据情况进行选择。

Tips：如果给女宝宝用的纸尿裤偏小、偏紧，会使私处温度升高、不透气，细菌易大量繁殖，甚至污染宝宝的外阴、尿道口等部位，因此给女宝宝选纸尿裤宁稍大勿偏小。

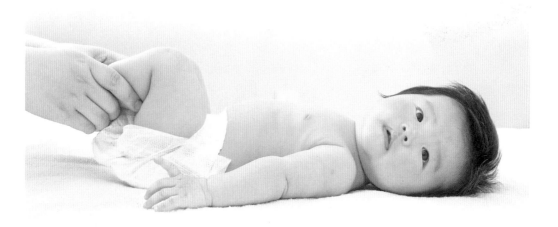

及时给宝宝换纸尿裤

新妈妈要注意观察宝宝的纸尿裤状况，发现纸尿裤变厚、变重了就要及时更换。但是也不要一直等到完全尿满了才给宝宝换纸尿裤，吸足尿液的纸尿裤中有大量的细菌，一直捂着会对宝宝的皮肤造成刺激，引起"红臀"。

要经常给宝宝换纸尿裤

纸尿裤具有吸湿性强、可保持表面干爽、不易产生尿布疹的特点，但由于纸尿裤多采用塑料膜作为外部隔水层，因而大大限制了其透气性。如果长期不给宝宝更换纸尿裤，宝宝可能会发生"红臀"、皮炎。所以，应经常给宝宝更换纸尿裤，使宝宝感到舒适的同时避免疾病的发生。

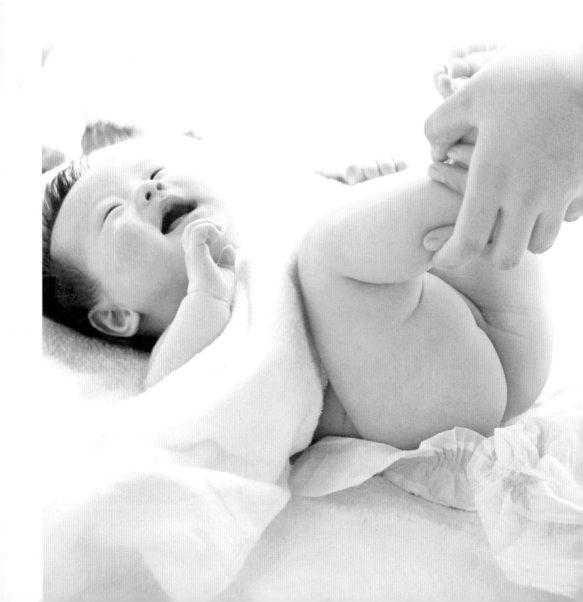

宝宝夜里睡着后，需要换纸尿裤吗

这要根据每个宝宝的具体情况来说，如果婴儿肌肤敏感，长时间使用纸尿裤，婴儿就会很不舒服，这时家长就要注意给婴儿及时更换纸尿裤；如果婴儿的肌肤适应性好，而且晚上不会多次小便，家长就可以不用给婴儿换纸尿裤，因为总换纸尿裤会扰乱婴儿的睡眠。

月龄不同，纸尿裤的更换频率也不同

新生儿时期由于膀胱未发育完全，不能将小便在体内存留很久，所以纸尿裤更换次数会多些，一般 24 小时内更换纸尿裤的次数可达 10 次之多，每次喂奶前后、宝宝大便后、睡觉前均需更换纸尿裤。

婴幼儿时期，宝宝白天可以 3 小时换一次，大一点时可以 4~6 小时换一次，晚上可以一夜换 2 次或是 1 次即可。

另外，纸尿裤的型号大小也要随着宝宝的月龄和体重的变化而及时更换。

纸尿裤对男宝宝无害

有人担心纸尿裤的包裹会影响阴囊温度，影响以后生育。其实无论是使用尿布还是纸尿裤，都不利于阴囊内散热，但到目前为止还没有证据说明使用纸尿裤与男性不育有关。

纸尿裤所用的原料相当于一层能吸收并留住尿液的布料，吸收尿液后，不会产热。宝宝尿湿后，尿液在纸尿裤的吸收层迅速扩散，其温度很快下降。实验结果显示，使用纸尿裤的男宝宝阴囊平均温度为 $35.7{\sim}36.4℃$，不会对男宝宝造成任何伤害。由此可见，"使用纸尿裤导致男婴将来不育"是一种不科学的说法。

脏尿布的处理

用传统尿布时，清洗与消毒是非常重要的。新生儿每天用的尿布很多，可每天集中清洗几次。如果尿布上只是尿湿，可以将尿布用清水浸泡，然后进行清洗。如果是大便，则需要先将大便清理干净，用婴儿专用肥皂清洗。

清洗干净的尿布要消毒。可以将洗干净的尿布集中用沸水烫一下再晾干，也可以将洗好的尿布放在阳光下暴晒。注意给宝宝洗尿布时，尽量少用碱性太强的去污剂。如果使用，一定要冲洗干净，以免刺激宝宝的皮肤。

纸尿裤的处理

用完的纸尿裤扔在垃圾桶里，会导致整个屋子里都是宝宝便便的臭味，那该怎么办呢？

如果你是在家里，完全可以在换纸尿裤的时候，把换下来的纸尿裤卷起来，用纸尿裤原有的粘胶粘好，然后用塑料袋将其包起来，再扔进有盖的垃圾桶里，这样味道就不会再弥漫整个屋子了。家里的垃圾桶最好半天拿出去倒一次，这样可避免细菌的蔓延，也保证了家里环境的洁净。给宝宝一个干净的环境是保证宝宝健康成长的前提。

细数宝宝大小便常见误区

从宝宝降生后，新妈妈时刻都在关注着宝宝的成长，便便和尿尿是还不会说话的宝宝表达自己身体健康状况的方式之一，新妈妈一定要留心观察，同时要避开有关宝宝大小便的常见误区，给宝宝更好的呵护。

宝宝便次减少可能是"攒肚"

宝宝的大便变得很稀，以前便次较多的宝宝逐渐减少了便次，慢慢变成每天大便1次，甚至四五天都不大便，小肚子鼓鼓的，还总爱放屁。这时，新手爸妈就要观察宝宝的排便情况，如果宝宝排便时无痛苦表现，大便无硬结，这就很可能是宝宝"攒肚"了。

宝宝"攒肚"是因为对母乳的消化、吸收能力逐渐提高，每天产生的食物残渣很少，不足以刺激直肠形成排便，最终导致了这种现象。这是一种正常的生理现象，新手爸妈不必过于担心。

如果宝宝大便次数减少，而且宝宝排便费力，大便干结，这才是便秘的症状。这时需要父母为宝宝进行腹部按摩，以帮助宝宝恢复正常排便。

听专家怎么说宝宝大小便护理问题

宝宝的大便越来越臭了？到底该不该训练宝宝排大小便？宝宝便秘了可以喂香蕉吗？让专家教会新手爸妈科学的育儿方法，轻松应对宝宝的大小便。

❓ 宝宝拉绿便正常吗？

妈妈问：宝宝拉绿便便了，正常吗？是否要给宝宝喂药？

🔊 **听专家怎么说**：宝宝拉绿便，应先查找原因，母乳喂养的宝宝观察是不是着凉了，再判断是不是新妈妈的饮食过于油腻导致母乳里的脂肪颗粒大，引起宝宝消化不良。如果都不是，那可能是宝宝没有吃饱而拉出绿便便。找到原因后做出相应调整，不要盲目给宝宝喂药。

❓ 宝宝大便变臭对吗？

妈妈问：宝宝的便便越来越臭了，这是正常现象吗？

🔊 **听专家怎么说**：新生儿的胎便不臭，但经过母乳喂养的宝宝，大便就开始有酸臭味了；而人工喂养的宝宝大便也较臭，但还不及成人大便臭。添加辅食后，大便中的细菌便与成人相同，臭气有所加重。但如果婴儿大便臭气过重或放难闻的臭屁，则可能为异常情况，需留心观察。

❓ 月子里就要把屎尿？

妈妈问：想要早早地训练宝宝大小便，这样做对宝宝好不好？

🔊 **听专家怎么说**：过早地训练宝宝控制大小便是一件既不符合生理发育又没有效果的事情。而且过早训练大小便易使宝宝出现反感情绪，拒绝排便可能导致便秘的发生；而过于频繁地把尿可能会造成宝宝尿频；过长时间让宝宝控便，还会增加脱肛的危险。

腹泻的危害主要是因为流失大量的水和电解质而造成的，因此要给宝宝及时补充水和电解质。

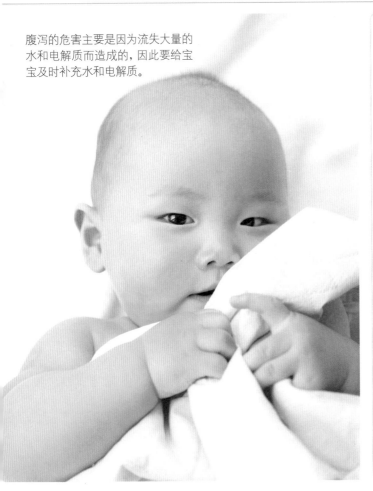

宝宝为什么会腹泻？

宝宝为什么会腹泻：这是由于宝宝消化功能尚未发育完善。宝宝在胎内由母体供给营养，出生后需独立摄取、消化、吸收营养，消化道的负担明显加重，在一些外因的影响下很容易引起腹泻。当宝宝发生腹泻时，应该先找出原因，然后对症采取治疗措施。

其他原因：宝宝腹泻还可能是病毒感染(比如胃肠炎)或细菌感染引起的，也有可能是在治疗期间使用抗生素导致腹泻，还有可能是牛奶过敏等原因造成的。对于这些原因造成的腹泻，必须立即去医院诊治。

及时就医：如果宝宝腹泻次数较多，大便性质改变，或宝宝两眼凹陷有脱水现象时，应立即送医院诊治。根据医生安排，合理掌握母乳的哺喂。

❓ 宝宝放屁带屎是怎么回事？

妈妈问： 宝宝放屁带屎，有的妈妈给宝宝喂了益生菌也没有起色，这是怎么回事？

🔊 **听专家怎么说：** 如果宝宝的精神状况良好，没有腹泻的情况，放屁带屎就是正常的现象，新手爸妈不必担心。因为宝宝太小，控制排便的能力很弱。如果宝宝发生了腹泻现象，就要考虑宝宝是不是消化不良或发生了肠道细菌感染，需要及时看医生，在医生指导下服用药物，并且调整宝宝的饮食，保证辅食和奶量均衡。

❓ 宝宝便秘了可以喂香蕉吗？

妈妈问： 宝宝便秘了，家人都不知道该怎么办，有人说可以喂点香蕉，可以吗？

🔊 **听专家怎么说：** 出现消化不良、便秘等情况，多见于喝配方奶的宝宝。此时新手爸妈不要盲目喂香蕉促排便，可以将奶粉调配得适当稀一点，宝宝能吃多少就吃多少，两次喂奶间隙可喂点温开水。新手爸妈还可以定时给宝宝做腹部按摩，促进宝宝肠道蠕动和大便排出。6个月内的宝宝可千万不要喂香蕉，宝宝柔嫩的肠胃还适应不了这些食物。

新生儿洗护

给宝宝做清洁、护理是很琐碎的一件事。所以新手爸妈应在宝宝的护理问题上细心、耐心、用心，只要从爱出发，正确、科学地进行护理，就能保证宝宝健康成长。

新生儿的日常护理

对于新手爸妈来说，新生儿护理是一件具有挑战的事。如果准备不够充分，到时可能会手忙脚乱。那么新生儿日常护理的基本知识你了解吗？新生儿护理需要注意哪些要点呢？一起来看看吧。

先学会如何测量新生儿

宝宝终于降生了，在松了一口气的同时，新妈妈也不能懈怠，因为宝宝还等着你去哺乳喂养长大呢！宝宝每天的成长情况不仅要看他的吃奶量，也可以从体重、身高、头围增长的情况来判断。

宝宝的体重

体重是判定宝宝体格发育和营养状况的一项重要指标。

为了了解宝宝生长情况，最好定期称量体重。体重增加过多，说明喂养过度；体重增加过慢，说明喂养不足。新生儿每天可增加 30~40 克，每周可增加 200~300 克。可以通过绘制生长发育图来了解宝宝的体重变化。每月称体重后，将体重的值记在生长发育图上，进行比较。

测量体重的方法

测量体重时宝宝最好空腹并排出大小便，测得的数据应减去宝宝所穿衣物及尿布的重量。如果家里没有宝宝专用的体重秤，可以用普通的体重秤测量。新妈妈抱着宝宝站上去测量体重之后得到一个数值，再单独站上去测量自己的体重值，用前一个数值减去后一个体重值所得就是宝宝的体重。

宝宝出生后 3 个月的体重标准

月龄	体重	测量自家宝宝
出生时	男婴 2.26~4.66 千克 女婴 2.26~4.65 千克	
满月时	男婴 3.09~6.33 千克 女婴 2.98~6.05 千克	
满 2 个月时	男婴 3.94~7.97 千克 女婴 3.72~7.46 千克	
满 3 个月时	男婴 4.69~9.37 千克 女婴 4.40~8.71 千克	

宝宝的头围

头围增长是否正常，反映着大脑发育是否正常，脑发育不全时，头围增长缓慢；而脑积水可使头围增长过快。

新生儿头围的平均值是 34 厘米。宝宝 1~3 个月头围增长最快。宝宝的头围在满月前后，要比刚出生时增长约 2 厘米。满 3 个月时可增长约五六厘米，以后增长速度逐渐变慢。1 岁时，男孩的头围约 46.0 厘米，女孩约 45.5 厘米。

如何测量宝宝的头围

从右侧眉弓（眉弓即眉毛的最高点）上缘，经后脑勺最高点，到左侧眉弓上缘，三点围一圈。测量结果要精确到小数点后一位。需要注意的是，很多关于宝宝的头围问题，一般都是测量不准造成的。最好请有专业知识的医护人员来测量，数值准确，才能正确分析。

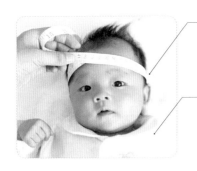

测量用的软尺不能过于柔软。过软的尺子测出的数据可能会误差很大。

如果是新妈妈居家自测值偏低，可以作为参考，但不要轻易给宝宝下"发育不良"的判断。

预防婴儿期体重过重

如果宝宝的体重每天增长超过 45 克，或每周超过 300 克，那么就要适当控制一下宝宝的食量，让宝宝"减减肥"了。过快的体重增长往往是喂奶过多的缘故，奶量摄入过多会给宝宝造成过重的胃肠和心脏负担，对宝宝的消化系统不好，甚至可能会给宝宝以后的正常发育埋下隐患。

预防婴儿期体重过轻

如果宝宝体重偏低，新妈妈不要着急，除了观察宝宝是否不爱睡觉以外，还要观察一下是否有以下几种现象：

1. 一次哺乳时间太短。
2. 哺乳新妈妈的错误喂养方式。
3. 母乳营养成分不足或太浓，宝宝不能吸收。
4. 遗传及出生时体重过轻。

宝宝出生后 3 个月的头围标准

月龄	体重	测量自家宝宝
出生时	男婴 30.9~37.9 厘米 女婴 30.4~37.5 厘米	
满月时	男婴 33.3~40.7 厘米 女婴 32.6~39.9 厘米	
满 2 个月时	男婴 35.2~42.9 厘米 女婴 34.5~41.8 厘米	
满 3 个月时	男婴 36.7~44.6 厘米 女婴 36.0~43.4 厘米	

宝宝的身高

宝宝出生时的平均身高是 50 厘米。男婴一般比女婴要高，这是正常现象。宝宝满月后，身高的正常增长范围在 3~5 厘米。

宝宝出生时的身高比平均值高并不能决定其最终身高。宝宝长大后的最终身高是由遗传、营养、环境和运动等多方面因素决定的。进入婴幼儿时期，身高增长的个体差异就显现出来了。

由于生活水平提高，社会环境、医疗保健水平日益完善，现在的宝宝身高普遍都比以往的宝宝高，但是每个宝宝的生活环境和生活习惯都不相同，因此存在身高增长的个体差异。

测量宝宝身高的方法

测量宝宝身高，最好由两个人进行。一人用手固定好宝宝的膝关节、髋关节和头部，另一人用皮尺测量，从宝宝头顶的最高点至足部的最低点测量出的数值，即为宝宝身高。

道具：两本厚重、不易移动的书（如字典）和一把卷尺。

方法：在宝宝熟睡时，用一本书轻轻抵住宝宝的头；然后将宝宝的身体放平直，用一只手按直宝宝腿的同时，另一只手将另一本书抵在宝宝的脚掌后；最后把两本书都立稳后，将宝宝轻轻移开。这时两本书之间的距离就是宝宝的身高了。

宝宝出生后 3 个月的身高标准

月龄	身高	测量自家宝宝
出生时	男婴 45.2~55.8 厘米 女婴 44.7~55.0 厘米	
满月时	男婴 48.7~61.2 厘米 女婴 47.9~59.9 厘米	
满 2 个月时	男婴 52.2~65.7 厘米 女婴 51.1~64.1 厘米	
满 3 个月时	男婴 55.3~69.0 厘米 女婴 54.2~67.5 厘米	

宝宝的胸围

宝宝出生时胸围约 32 厘米，比头围小 1~2 厘米。出生第一年增加迅速，平均可增加 12 厘米。一般情况下，宝宝在 1 岁以内头围比胸围大，1 岁时胸围逐渐超过头围。之后，胸围和头围的差距逐渐增加。

婴儿的胸部呈圆筒状，前后径与横径相差无几。随着年龄的增长，横径增长较快，前后径增长较慢，逐渐长成成人的胸部比例。

测量宝宝的胸围

给宝宝测量胸围时取卧位，让宝宝平躺在床上，两手自然平放，将软尺零点固定于乳头下缘，使软尺接触皮肤，经两肩胛骨下缘绕胸围一圈回至零点，读取的数值即是胸围。由于营养状况、气候条件不同，宝宝发育也有差别，一般男婴较女婴胸围大一些。只要宝宝的胸围在正常范围内，就不用担心。

胸围发育注意事项

胸围的大小与体格锻炼及衣着有关。宝宝正处于迅速生长时期，而有的爸爸妈妈喜欢给宝宝穿束胸的衣服，人为地束缚其胸廓的发育，时间一长可导致宝宝肋骨下陷、外翻、胸围过小等情况。因此，爸爸妈妈应注意给宝宝穿宽松的衣裤。

同时，经常给宝宝做被动操，如扩胸运动等，锻炼其肌肉和骨骼，锻炼宝宝的胸肌，从而带动胸廓和肺部的发育。

宝宝出生后 3 个月的胸围标准

月龄	胸围平均值	测量自家宝宝
出生时	男婴 29.3~35.3 厘米 女婴 29.4~35.0 厘米	
满月时	男婴 33.7~40.9 厘米 女婴 32.9~40.1 厘米	
满 2 个月时	男婴 36.2~43.4 厘米 女婴 35.1~42.3 厘米	
满 3 个月时	男婴 37.4~45.0 厘米 女婴 36.5~42.7 厘米	

宝宝的呼吸

宝宝生理代谢旺盛，需氧量按体表面积计算接近于成人，所以一般只能靠增加呼吸次数来满足机体的需要。年龄越小，呼吸频率越高。正常新生儿呼吸频率为40~44次/分；1岁以下约为30次/分；1~3岁约为24次/分。计数呼吸次数，必须在安静或睡眠状态下进行，这样才准确。

宝宝在正常状态下，呼吸均匀平静。在清醒时，吃奶、喝水一般不会引起呛咳。入睡时，双唇红润闭合，面色粉白、细腻润泽，呼吸均匀。

异常呼吸需注意

呼吸频率快	先天性心脏病，发高热，严重的全身性感染，哭闹等都可加快呼吸，可快到每分钟60~80次；严重感染时，每分钟呼吸100次。随着体温的升高，呼吸也就跟着加快了。
呼吸频率慢	服安眠药，营养不良或因某种原因所致的饮水减少、肢体冰凉、面色灰白时，呼吸可以慢到10~20次，而且表浅。
呼吸节律不齐	婴儿时期偶尔呼吸节律不齐，这是常有的。但是要注意有无其他异常。
张口呼吸	鼻腔机械性阻塞，如炎性肿胀或有黏稠的分泌物。可清除分泌物，点些消炎药，如鼻通或0.5%的麻黄素。
憋气	大孩子鼻塞时可以张口呼吸，但3个月内的宝宝本身不会调节，所以引起憋气，即停止呼吸憋住气，紧接着张口呼吸或哭啼几声，双唇又闭合，如此反复循环。
呼吸吹动嘴唇	有的宝宝"噗噗"地吹动嘴唇，这也是鼻塞导致的，可用点鼻药。
呼吸急促 面色灰白	出生后不久的宝宝如果呼吸快而表浅，面色灰白，吃奶少或不吃奶，多数是患了一种全身严重感染性疾病，如败血症。宝宝呼气时口吐白沫、面色灰白、肢体冰凉、多睡、不吃奶、不哭，这可能是患了宝宝肺炎，应尽快就医。

宝宝的体温

因为母体子宫内温度明显高于一般室内温度，所以新生儿娩出后体温都要下降，然后再逐渐回升，并在出生后 24 小时内达到或超过 36℃。

宝宝体温的正常范围平均值：春秋冬每天上午 36.6℃，下午 36.7℃；夏季上午 36.9℃，下午 37℃；喂奶或饭后、运动、哭闹、衣被过厚、室温过高均可使宝宝体温暂时升至 37.5~38℃。尤其是宝宝受外界环境影响较大，三种测量体温方法数值依次相差 0.5℃，即腋下 36~37℃、口腔 36.5~37.5℃、肛门 37~38℃。宝宝的体温调节中枢尚未发育完善，皮下脂肪还不够厚，所以调节功能不好，体温的波动也较大，新手爸妈不用担心。

少数宝宝在出生后 3~5 天内会出现所谓"脱水热"或称"一次性发热"，体温可升至 39~40℃，往往持续几个小时甚至一两天，并伴有面部发红、皮肤干燥、哭闹不安等。这是由于水分摄入过少、室温过高或衣被太厚所致。一般通过多喂母乳或温开水，让体温降下来。如果经上述处理后体温仍不下降，应及时带宝宝去医院。

量体温的部位：可在 3 个部位量体温，即腋下、口腔、肛门。在我国以腋下最常用。口腔量体温因婴儿喜欢咀嚼体温计而不常用，在腋下因各种原因无法测量时，可用肛门内测量。宝宝腋下有汗时，应用毛巾将汗擦干后再进行测试。宝宝刚喝完热水或活动后不宜测试，应休息片刻，再量体温。测量前最好对体温计进行酒精消毒，以防传染疾病。

测量体温的方法：量体温之前，将宝宝手臂自然下垂，夹紧腋窝 3 分钟，使腋窝温度稳定，再将体温计的感温头放进腋窝内。

测量体温的时间：一般宝宝的体温测量不用很长的时间。新妈妈要明白，不是测量的时间越长，数据越正确。测量宝宝口腔体温的时候，一般是 5 分钟左右；测量宝宝腋下的体温，一般是 10 分钟左右；测量宝宝肛门处的体温，一般是 4 分钟左右。饭后半小时测量宝宝的体温是较合适的。

体温计的选择：一般选择的温度计都是水银温度计，属于玻璃制品。虽然好操作，可是却容易出现断裂、破损，或者是被宝宝摔碎等情况。所以，相对来讲，玻璃制品的水银温度计不太安全。因此，建议爸爸妈妈可以购买较安全的电子式测温计或者奶嘴式测温计。

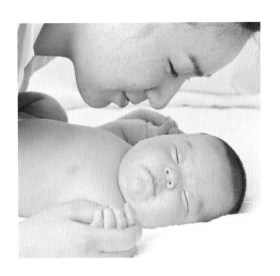

护理，从"头"开始

宝宝的头看起来很大，几乎与身体不相称，但随着年龄的增长，会越来越接近成人头与身体的比例。新妈妈千万不要因为宝宝头大而担心。事实上，在儿童期，有的孩子的头部与身体相比，还会显得有点大，这是十分正常的。

宝宝的头垢护理

出生几个月的宝宝，经常会被发现头部有一层厚厚的黑黑的，像泥一样的东西，清洗很困难，特别是在前囟的位置，这就是我们常说的头垢。

护理：新手爸妈可以将婴儿油涂抹在有头垢的部位，待痂皮软化，再用温和的婴儿洗发露彻底清洁。由于宝宝的泪腺功能尚未成熟，故无泪配方的洗发露才是最佳选择。有的宝宝头顶有一层很厚的黑痂，可以在长痂的部位擦点香油或豆油，用油润一润，就容易把痂皮洗去。洗完后要立即把头发擦干，以免着凉。

宝宝的鼻腔护理

一两个月大的宝宝鼻涕分泌得较多，由于鼻孔较小，往往造成鼻塞。鼻垢或鼻涕堵塞鼻孔会影响到宝宝吃奶或呼吸，新妈妈应及时进行处理。处理时，应将宝宝的头抱稳，用婴儿专用的棉签轻轻塞进宝宝的鼻孔并旋转，将鼻垢掏出，但要注意在操作时要轻柔，棉签也不应伸入过多。

如果宝宝的鼻垢过硬不好清理，可以先让宝宝仰卧，然后用棉签往宝宝的鼻腔里滴一滴生理盐水（如果没有，可以用橄榄油或清水代替），稍等一两分钟待鼻垢软化后再用干棉签旋转着将鼻垢带出。如果在清理时，宝宝不配合，总是乱动，可以等宝宝安静下来再进行，以免伤害到宝宝脆弱的鼻腔。

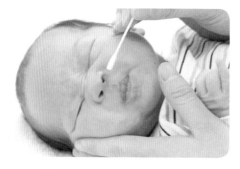

1 用棉棒蘸清水往左右鼻腔内各滴一滴，如果用球形吸鼻器，就让宝宝仰卧，往鼻腔里滴一滴生理盐水。

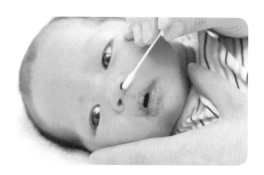

2 经一两分钟待鼻痂软化后再用干棉棒旋转着将鼻痂带出（或者把吸鼻器插入一个鼻孔，用食指按压住另一个鼻孔，把鼻涕吸出来，然后再吸另一个鼻孔）。

怎样给宝宝洗脸

　　新生儿的脸部皮肤十分娇嫩，皮下毛细血管丰富，脸颊部有较厚的脂肪垫，看起来特别红润、饱满、有光泽。但新生儿的免疫功能不完善，若不注意清洁，皮肤有破损，就很容易引发感染。因此，给宝宝洗脸时，动作要轻柔缓慢，切莫擦伤了宝宝娇嫩的肌肤。

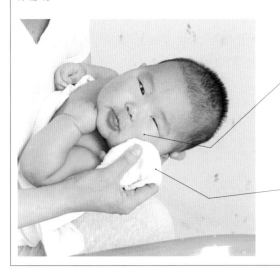

给宝宝洗脸要有顺序。先清洁眼部，然后是鼻外侧和眼内侧皮肤，接着是耳朵后面及耳郭内外皮肤，最后是口鼻周围、脸颊和额前皮肤。每擦一个部位之后，都要重新清洗毛巾，以防交叉感染。

专用脸盆和毛巾。每天都要给宝宝洗脸，宝宝要有专用的小脸盆和洗脸毛巾，洗脸用水最好是经过煮开的水，等降到适宜温度后再给宝宝洗脸。

新生儿头发发黄

大多数宝宝的头发发黄和遗传因素相关，这是正常的情况，无须担心。缺铁和缺锌导致的头发发黄在宝宝身上比较常见，而对于奶量充足的宝宝来说，缺铁和缺锌的情况比较少。如果排除了遗传因素的话，给宝宝补充多种维生素会有帮助的。有的孩子的黄发和某些疾病相关，如佝偻病、铜锌元素缺乏或者遗传代谢疾病等。如果宝宝头发长时间仍无明显改善，可去医院做相关检查，并注意调节饮食结构和加强身体的锻炼。

新生儿头发稀少

有的宝宝可能在1岁之前头发都很稀少，甚至没头发。这是因为宝宝的个人体质不同，头发稀少也属于正常现象，只要以后注意保护和清洁宝宝的头皮和头发就行。另外，多晒晒太阳，适当地补钙，都有利于宝宝头发的生长。千万不要把宝宝秃头当作疾病来治疗，这样不但于事无补，还会使宝宝受很多无端的委屈。在清理宝宝的头发时，也应注意水温以贴近人体温度，即37℃左右为宜，还可用手指肚轻轻按摩宝宝的头皮。

好妈妈必知

给宝宝洗头时可使用宝宝专用的洗发露，能较好地去除污物，如果没有可以不用，最好不用成人的洗发露或者香皂，以免刺激宝宝头皮诱发湿疹。

宝宝的囟门护理

刚出生的宝宝头上有两个软软的部位，会随着呼吸一起一伏，这就是囟门，是宝宝最娇嫩的地方，也是脑颅的"窗户"。后部的囟门在 6~8 周完全闭合，而前囟门也会在 1 岁左右闭合。前囟门的大小有个体差异。但如果出生时，宝宝的囟门大于 3 厘米，或者小于 1 厘米，则要引起重视，因为前囟门过大常见于佝偻病、脑积水、呆小症等，过小则常见于小头畸形。

囟门是一个很娇弱的地方，很多新手爸妈不敢随意碰，但囟门是需要定期清洗的，否则容易堆积污垢，引起宝宝头皮感染，引发脑膜炎等问题。

护理

要定期清洗头部，囟门处不宜使劲擦拭，轻轻带过即可，避免家具的尖锐硬角弄伤宝宝的头部。如果宝宝不慎擦破了头皮，应立即用酒精棉球消毒以防感染。在冬季外出应戴较厚的帽子，在保护囟门的同时又减少了热量的散失。

注意事项

囟门的清洗可在洗澡时进行，可用宝宝专用洗发液，但不能用香皂，以免刺激头皮诱发湿疹或加重湿疹。

清洗时手指应平置在囟门处轻轻地揉洗，不应强力按压或强力搔抓。如果囟门处有污垢不易洗掉，可以先用芝麻油润湿两个小时，等到这些污垢变软后再用无菌棉球沿头发的生长方向擦掉。

通过囟门，新妈妈能观察到宝宝的健康状况，因此，对囟门的护理就十分重要了。

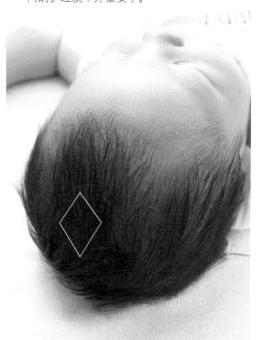

宝宝的口腔护理

宝宝的口腔黏膜比较柔嫩，因为长期吃奶，如果奶渍没有清理掉，就会产生细菌。宝宝吃完奶后，新妈妈可以让宝宝喝几口温水，冲洗下口腔。对一些特殊现象，也不用过于担心，要明白是什么原因引起的。

"马牙"

宝宝出生 3~5 天后，口腔内牙床上或硬腭两旁有像粟米或米粒大小的球状黄白色颗粒，看起来像刚刚萌出的牙齿，有的就像小马驹口中的小牙齿，这就是人们常说的"马牙"或"板牙"。

宝宝之所以出现"马牙"，是因为胚胎发育 6 周时，口腔黏膜上皮细胞开始增厚形成牙板，是牙齿发育最原始的组织。在牙板上细胞继续增生，每隔一段距离形成一个牙蕾并发育成牙胚，以便将来能够形成牙齿。当牙胚发育到一定阶段时，就会破碎断裂并被推到牙床的表面，属于正常生理现象。一般在出生后数周至数月会自行消失，不可用针去挑或用毛巾去擦，以防感染。

"螳螂嘴"

在新生儿口腔两边颊黏膜处有较明显的鼓起，如药丸大小，被称为"螳螂嘴"，其实是由颊黏膜下的脂肪垫形成的。这层脂肪垫是每个正常新生儿所具有的，它不仅不会妨碍新生儿吸奶，反而有助于新生儿吸吮，属于新生儿的正常生理现象，千万不能用针挑或用粗布擦拭。

因为在新生儿时期，唾液腺的功能尚未发育成熟，且口腔黏膜极为柔嫩，比较干燥，易破损，加之口腔黏膜血管丰富，所以细菌极易由损伤的黏膜处侵入，发生感染。轻者局部出血或发生口腔炎，重者可引起败血症，危及新生儿的生命。

"鹅口疮"

如果发现新生儿的口腔黏膜有白色奶样物，喝温水也冲不下去，而且用棉签轻轻擦拭也不易脱落，并有点充血的时候，则可能是念珠菌感染了，也就是鹅口疮。健康的宝宝一般情况下 15~30 天自己就会好。如果是因为使用抗生素不当造成口腔内菌群失调而导致发病的，这时就需要给新生儿的奶嘴和奶瓶消毒，而且需要请教医生了。

一般的新生儿护理只需喂奶后擦净口唇、嘴角、颌下的奶渍，保持皮肤黏膜干净清爽即可。要保持新生儿口腔的清洁，可以在给他喂奶之后再喂些白开水，也可以用纱布蘸温水，拧干后套在手指上，伸入新生儿口腔将新生儿嘴里的奶渣清理干净。

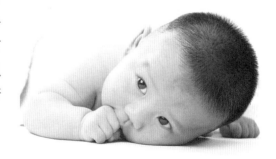

新妈妈一定要经常清洁宝宝的小手，并保持宝宝口唇周围清洁干燥。

宝宝耳朵、眼睛的清洁

此时，新生儿的眼睛、耳朵都是小小的，有时候会揉眼睛、挠耳朵，新手爸妈看到了是否会疑惑，宝宝这是怎么了，是不是不舒服。别着急，接下来就学习一下如何护理宝宝的耳朵和眼睛。

听专家怎么说宝宝洗护问题

新妈妈提前准备这些：婴儿专用一次性棉签若干；干净的宝宝小毛巾或干净棉布；洁净的温水；给宝宝放段优美的音乐，让宝宝情绪愉快；耳朵后面有湿疹的宝宝还要提前准备好专门的湿疹膏。

眼睛护理 3 步走

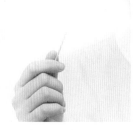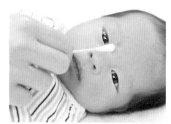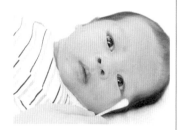

1 浸湿棉签：先用流动水洗手，将消毒棉签在温开水或淡盐水中浸湿，并将多余的水分挤掉，以不往下滴水为宜。

2 从眼角向眼尾擦：用棉签从眼角向眼尾擦拭。如果宝宝睫毛上粘着较多分泌物，可用消毒棉签先湿敷一会儿。

3 换棉签擦另一只眼睛：擦另一只眼睛时，需换一支新棉签从眼角向眼尾轻轻擦拭，避免来回擦拭。

耳朵护理 3 步走

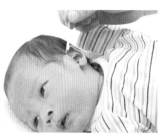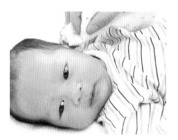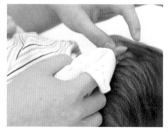

1 用棉签拭干外耳：用棉签蘸温水擦外耳道及外耳。洗澡后若发现耳部有水，可用干燥的棉签擦拭耳道和耳廓。

2 用湿棉布轻擦：如果新妈妈觉得用棉签很费劲，也可以将棉布浸湿，轻擦宝宝外耳的褶皱和隐蔽的部位。

3 清洁耳背：做清洁的时候要留意耳朵后面，因为这个位置很容易被忽视，却有可能积攒汗液和污渍，引起湿疹。

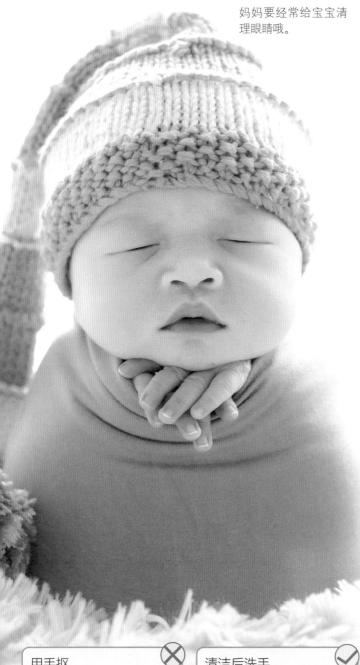

妈妈要经常给宝宝清理眼睛哦。

宝宝的耳朵护理

宝宝耳朵中会分泌耳垢，耳垢的作用是阻止异物侵入耳朵，保护耳道和鼓膜，不需要频繁清理。一般耳垢会自行移动到外耳道。清理耳垢时，不要挖得太深，以免损害宝宝的鼓膜，也不可太过用力，以免引起宝宝耳道发炎。

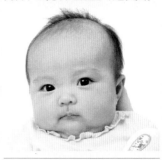

Tips： 在洗澡后，如果宝宝的耳朵及耳道外部有少量的水，可用宝宝的专用毛巾轻轻擦拭耳朵，用专用的棉签擦干耳道水分。

宝宝的眼睛护理

新生儿早期眼球尚未固定，看起来有点"斗鸡眼"，而且眼部的肌肉调节不良，常有短暂性斜视，属于正常生理现象。如果3个月后宝宝仍旧斜视，应及时带他去医院就诊。

Tips： 宝宝在睡醒时会慢慢睁开双眼，漫无目的地环视周围，他能看见离眼20~30厘米远的鲜艳物体，有物品靠近眼睛时也会眨眼。宝宝的眼睛很脆弱也很稚嫩，对待宝宝的眼睛一定要谨慎。如果宝宝刚睡醒，眼睛上有眼屎，可以用纱布蘸温水轻轻地擦拭，千万不可用手指或手指甲直接抠。

用手抠 ⊗

日常护理时，新妈妈应记住不要用手抠或用硬毛巾使劲擦拭宝宝的眼睛和耳朵，避免损伤宝宝娇嫩的皮肤。

清洁后洗手 ✓

给宝宝做完一项清洁后，需要清洁手部后再抱宝宝或清洁其他部位，避免交叉感染。

新生儿的身体护理

宝宝的皮肤柔嫩细软，各器官系统发育还不完善，对外界适应能力较差，身体抵抗能力较弱，在护理宝宝的时候一定要温柔对待、细心呵护。

小心对待宝宝的脐带

宝宝出生后，医生会将脐带结扎，但是残留在新生儿身体上的脐带残端，在未愈合脱落前，对新生儿来说十分重要，一定要护理好，以防止宝宝感染、生病等。

宝宝肚脐看起来脏脏的怎么办

新生儿的肚脐愈合后，色素往往会聚集于宝宝新长好的肚脐深部，看起来好像很脏的样子。新妈妈可千万别因为它"脏"就试图把它擦掉。这些色素沉着不会有任何不良影响，也没有治疗的必要。如果强行把"脏"擦掉，反而会刺激宝宝的局部皮肤，引起感染。

如何护理脐带

一般情况下，宝宝的脐带会在 1 周左右自行脱落，2 周左右自动愈合。这期间新妈妈需要护理好宝宝的脐带，避免其发炎、红肿。

1. 在擦拭之前一定要先洗净手，避免脐部接触爽身粉等各种粉剂，以免使脐部发炎不易愈合。

2. 用棉球或细纱布蘸 75% 的医用酒精，从内向外涂擦脐带根部和周围。每天涂擦两三次，待脐带干爽后，用纱布盖好。

3. 不要把脐带包在尿布或纸尿裤里，以防大小便弄湿脐带。如果脐部被尿浸湿，应立即消毒。

保持脐部干爽。如果脐部弄湿了，应先用干净的棉签或纱布将水擦拭干净后再进行护理。

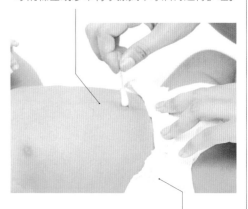

新手爸妈应经常观察宝宝脐带部位是否有感染的迹象，如果出现脐带流血、有异味或分泌物、周围红肿、超过 1 个月仍未脱落或伤口未愈合的情况，应当立刻带宝宝就医。

好妈妈必知

在宝宝脐带脱落前，要注意保持脐部干燥。特别是在洗澡时，不要让宝宝泡在浴盆里洗澡，可以先洗上半身，擦干后再洗下半身。如果宝宝脐带湿了，应该先用棉签擦干，再进行护理。

宝宝的皮肤要护理好

新生儿粉嫩、细滑的皮肤非常惹人怜爱，新妈妈在怜爱之余也要注意对宝宝的皮肤进行护理。因为宝宝皮肤的角质层薄，皮下毛细血管丰富，要注意避免磕碰和擦伤。此外，肥胖儿容易发生皮肤糜烂，给宝宝清洁时动作要轻柔，不要用毛巾来回擦洗。

皮肤褶皱部位怎么处理

宝宝皮肤褶皱的地方往往是新妈妈最容易忽略的地方，而且宝宝的褶皱处很容易出汗、滋生细菌，导致各种皮肤问题。在平日护理的时候新妈妈应该多加留心，同时合理地为宝宝使用婴儿专用护肤品，保证宝宝的肌肤洁净，使宝宝能够健康成长。在洗澡时，新妈妈将皮肤褶缝扒开，清洗干净，特别是对肥胖、皮肤褶缝深的宝宝，更应注意。洗完澡后要用柔软的干毛巾将水分吸干，要保持褶皱部位的干燥，新妈妈也可以扑些婴儿专用的爽身粉。需注意的是，爽身粉不宜扑得过多，否则易遇湿结块，而且扑粉过多容易导致宝宝误吸入体内，有损健康。

5招让宝宝远离皮肤干燥

宝宝皮肤的真皮组织较薄，对干燥环境的抵抗力较差，容易出现皮肤干燥、脱皮的问题。其实，新手爸妈只要做好日常防护工作，就可以让宝宝远离皮肤干燥。

准备宝宝的护肤品：给宝宝做完清洁后，及时涂抹温和不刺激的婴儿油，能够预防宝宝皮肤干燥、脱皮、皲裂等问题。

选择适合宝宝皮肤的清洁产品：在给宝宝选择面部或身体的清洁用品时，首先要选择功能比较简单的产品，除了清洁之外，功能越少越好，尤其是不要用有杀菌功能的，以免刺激到宝宝幼嫩的皮肤。

给宝宝口唇保湿：宝宝的口唇部位容易出现干燥、干裂的现象，新手爸妈应提前防护，尤其是干燥的冬季，应当注意给宝宝适量补充水分。

给室内加湿：冬季室内通常开暖气、空调，容易导致空气干燥，宝宝稚嫩的皮肤对干燥的环境也会敏感。因此，还要注意合理控制室内湿度，新妈妈在房间内放一盆清水可以起到加湿的作用。

适度清洁：干燥皮肤的宝宝或者在容易引起皮肤干燥的季节，新手爸妈要适度给宝宝清洁皮肤，每天洗一两次脸就够了，只要宝宝身上清爽，就不要频繁给宝宝洗澡。而且，清洗时水温不宜过高，以免过度清洗掉宝宝皮肤的油脂，引起宝宝皮肤干燥、脱皮等问题。此外，还要掌握给宝宝洗澡的时间，如果平时给宝宝洗30分钟，那皮肤干燥时就要缩短到10分钟左右。

给宝宝剪好指甲

对于新手爸妈来说，给宝宝剪指甲是一个愁人且费神的事，常常提心吊胆，而宝宝也常常不配合。所以有的新手爸妈干脆一次性将宝宝的指甲剪得很短，其实这样是不对的。

细心给宝宝剪指甲

宝宝的指甲每周大约会长 0.7 毫米，因此要及时给宝宝修剪指甲。一般来说，手指甲一周内要修剪一两次，脚指甲一个月修剪一两次，指甲的长度以指甲顶端与指顶齐平为佳。建议在宝宝熟睡时进行修剪。

剪指甲的工具要选择专门针对婴儿的小指甲设计的指甲刀，要求灵活度高、刀面锋利，顶部钝头设计，可一次顺利修剪成形。

听专家怎么说给宝宝剪指甲问题

宝宝喜欢探索世界，探索自己，如果指甲长得过长，宝宝容易把自己的小脸抓伤。其实，新妈妈用宝宝专用的指甲刀，完全可以自己给宝宝剪指甲。只要掌握好方法，既可以轻松地修剪，还不会伤到宝宝的手指。

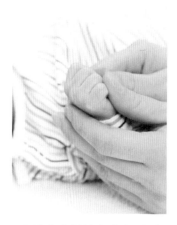

1 让宝宝平躺在床上，新妈妈握住宝宝的小手，要求是最好能同方向、同角度。

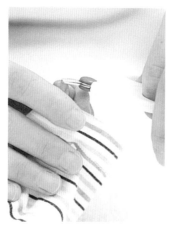

2 分开宝宝的五指，重点捏住一个指头开始剪，先剪中间再剪两头，避免把边角剪得过深。

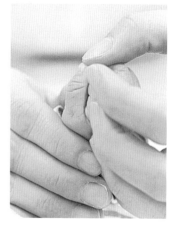

3 新妈妈用自己的手指，沿宝宝的指甲边缘摸一圈，发现尖角及时剪除，剪好一个指甲后再剪下一个指甲。

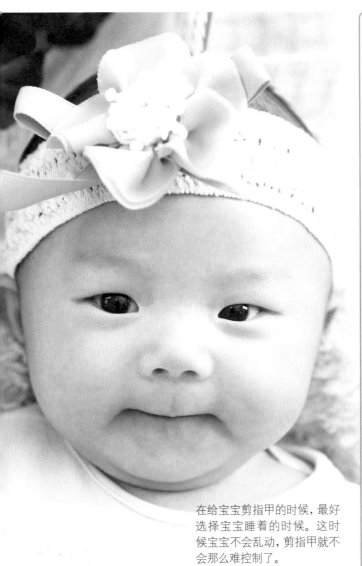

在给宝宝剪指甲的时候，最好选择宝宝睡着的时候。这时候宝宝不会乱动，剪指甲就不会那么难控制了。

给宝宝剪指甲小贴士

1. 不图快：在给宝宝做指甲护理时要专心，不要图快，一定要看准了再剪，以免弄伤宝宝。

2. 洗净小手：新妈妈给宝宝剪好指甲后，也要记得每天给宝宝洗净小手，让他去探索、去玩耍。

3. 指甲修剪形状：尽量把宝宝的指甲修剪成圆弧形，但不要剪得过深，与手指顶端齐平即可。

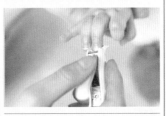

Tips：修剪指甲可以避免宝宝将自己抓伤，减少指甲内的细菌滋生。

避开指甲护理误区

误区一：把指甲剪得特别短。一般不建议把宝宝的指甲剪得过于短，特别是脚指甲，修太短会使趾甲边缘压入甲沟的软组织里，从而刺激趾甲两侧向皮内生长，这时趾甲的边缘就会内翻伸入。

误区二：指甲两侧剪得太深。如果把两侧指甲剪得太深，很容易使长出来的指甲嵌入肉里，造成炎症。

Tips：剪指甲难免会出现指甲刺，宝宝指甲碰到自己时会很难受，因此要用磨指甲工具轻轻地蹭蹭宝宝的指甲，尽量把指甲刺都磨平了。

手要稳

新妈妈在剪指甲时一定要选好姿势，让手肘得到支撑，这样才能保证给宝宝剪指甲的手更稳，不容易伤害到宝宝。

倒刺处理

在给宝宝剪指甲时，留心观察宝宝的指甲边是否出现倒刺。如有倒刺，千万不能用手拔除，以免拉扯伤到周围皮肤组织，应用指甲刀从根处剪断。

给宝宝抚触很有爱

给宝宝进行系统的抚触，有利于宝宝的生长发育，增强免疫力，增进食物的消化和吸收，减少宝宝哭闹，调理睡眠。同时，抚触可以增强宝宝与父母的交流，帮助宝宝获得安全感，增强对新手爸妈的信任。下面就来一起学习如何给宝宝进行抚触吧。

宝宝抚触操

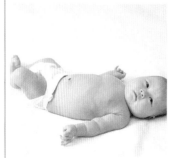

1 调节室内温度：室内温度要调到 25~28℃，房间内不要有强光照射，让宝宝光着身子躺在床上。

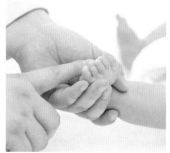

2 按摩脚：妈妈洗净双手并搓热后，轻轻按摩宝宝的皮肤，先从宝宝软软的小脚开始，注意动作要轻柔，然后用食指轻压宝宝的脚掌。

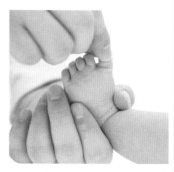

3 转转脚趾：宝宝的每一个脚趾，妈妈都要轻轻地转一转。

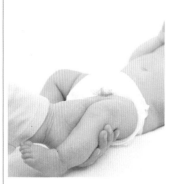

4 按摩双腿：妈妈轻轻按摩宝宝的双腿，再捏捏小腿，并与宝宝互动，观察宝宝的反应。

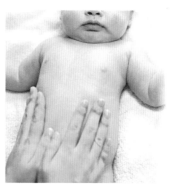

5 按摩胸部和腹部：由双腿往上按摩胸部和腹部，双手平放在宝宝身体中央，向两边伸展，手指尖向外转小圈按摩。

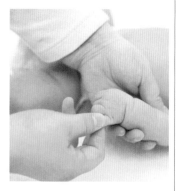

6 按摩胳膊和手：与按摩双腿和脚的方法类似，轻轻地按摩宝宝胳膊，捏捏胳膊和手。按摩后，给宝宝穿上衣服。

做做快乐被动操

如果宝宝每天都静静地躺在那里，怎么能长得又快又好呢？妈妈快来帮助宝宝做被动体操，让宝宝的筋骨活动开来，长得更壮吧！

什么是婴儿被动操

婴儿被动操是一种适合 0~12 个月宝宝的锻炼方法，宝宝在 7 个月前主要是被动运动。被动运动即完全由成人帮助完成每项动作，宝宝 7 个月后可做主动运动。

婴儿被动操的意义

加强宝宝骨骼、肌肉等功能，促进发育；健壮呼吸器官，增加肺活量；促进血液循环和新陈代谢；愉悦情绪。

时间安排及注意事项

做操时成人的动作要轻柔而有节奏；时间在喂奶后 1 小时左右；室温保持在 28℃左右；宝宝以不穿衣服或穿少量轻便的衣服为宜。

婴儿被动操

预备姿势：宝宝仰卧，妈妈双手握住宝宝双腕，大拇指放在宝宝掌心里，使宝宝握紧，两臂放于体侧。

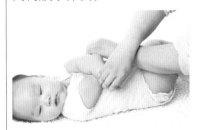

双臂胸前交叉

运动两臂向左右分开，然后向胸前交叉，再还原，做 8 次。

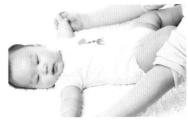

上肢回旋运动

以肩关节为轴，将上肢由内向外旋转，每侧 4 次。

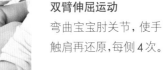

双臂伸屈运动

弯曲宝宝肘关节，使手触肩再还原，每侧 4 次。

双臂上举、前平举

两臂左右分开，向上举，前平举，还原，共做 8 次。

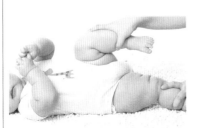

两腿轮流伸屈运动

做法同前，区别是两腿交替做，各做 4 次。

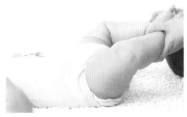

双腿伸屈运动

妈妈双手握宝宝脚踝部，同时屈两腿到胸腹部，再还原，共做 8 次。

双腿伸直上举

妈妈双手握住宝宝膝部，并上举，使之与腹部成直角，共做 8 次。

下肢回旋运动

以宝宝下肢髋关节为轴，由内向外旋转，左右轮流做，每侧 4 次。

女宝宝生殖器官护理

女宝宝出生时，其阴部可能比较突出，小阴唇相对较大，处女膜微突出，可能有类似于"月经"或"白带"的少许分泌物流出。

"假月经"和"白带"

有些女宝宝的爸爸妈妈可能会发现，刚出生的女宝宝就出现了阴道流血，有时还有白色分泌物自阴道口流出。这是怎么回事呢？

其实这是一种正常现象。由于胎儿在母体内受到雌性激素的影响，使新生儿的阴道上皮增生，阴道分泌物增多，还可使子宫内膜增生。胎儿娩出后，雌性激素水平下降，子宫内膜脱落，阴道就会流出少量血性分泌物和白色分泌物，这一般发生在宝宝出生后 3~7 天，并持续 1 周左右。无论是"假月经"还是"白带"，都属于正常生理现象。爸爸妈妈不必惊慌失措，也无须任何治疗。

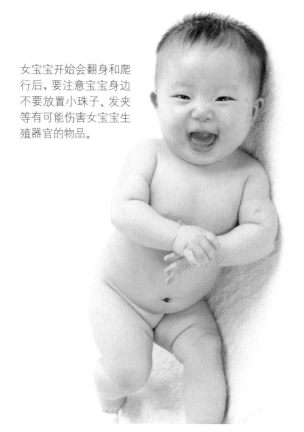

女宝宝开始会翻身和爬行后，要注意宝宝身边不要放置小珠子、发夹等有可能伤害女宝宝生殖器官的物品。

小阴唇粘连

小阴唇粘连表现为女宝宝的两片小阴唇融合在一起，从外观上看不到阴道口。但与先天性无阴症所不同的是，小阴唇粘连一般由外阴发炎所致，仔细观察可见一层灰色略透明的薄膜将小阴唇连在一起，而不是真正的没有阴道口。小阴唇粘连的宝宝仍可排尿，但尿流较细。

护理重点：患有小阴唇粘连的宝宝可以到医院进行分离治疗。手术非常小，在门诊就可进行，如果父母不愿让宝宝做手术治疗，平时可经常清洗，粘连的小阴唇有可能会逐渐分开，否则的话就要进行手术治疗。施行小阴唇粘连分离术后，父母应该在医生指导下每日为宝宝阴部擦一些外用药，这样可以有效防止术后小阴唇再度粘连。

男宝宝生殖器官护理

男宝宝出生时可能会出现阴囊大小不等的现象，睾丸则可能降至阴囊内，也可能停留在腹股沟处，阴茎、龟头和包皮或有松弛的黏膜。

隐睾

有男宝宝的家庭要特别留意一下宝宝是否有隐睾。隐睾是指男宝宝出生后单侧或双侧睾丸未降至阴囊而停留在其正常下降过程中的任何一处，也就是说阴囊内没有睾丸或仅一侧有睾丸。大多数足月宝宝，出生时睾丸就已经下降到阴囊中了。如果睾丸长时间没下降，就要及时看医生，以免影响宝宝睾丸的发育。

阴囊里有包块

触摸宝宝阴囊时，若是发现有睾丸以外的包块，可能是有"腹股沟斜疝"。在婴儿时期，有些宝宝由于腹壁肌肉过于薄弱，在啼哭、便秘及咳嗽时，导致肠管从薄弱处突出体表；而在安静或睡眠时，突出的包块可从原来的孔道回到腹腔。如果发生在阴囊上方，以及大腿根与腹部相连接处内侧，叫作"腹股沟斜疝"，肉眼可见到阴囊肿大。严重时可发生嵌顿，造成肠管梗阻，给宝宝造成痛苦。

"腹股沟斜疝"一般不会完全自愈，应选择合适就医时间，进行手术治疗，以免发生嵌顿。目前，这种手术安全可靠，技术成熟。

新生儿阴囊积水

阴囊积水是发生在新生男宝宝生殖器官处的疾病。当体液聚集在睾丸周围时，会造成无痛的阴囊肿胀。新生儿经常会发生鞘膜积液，然而这种症状通常会在 6 个月后就自然痊愈。而年龄较大的宝宝突然出现阴囊水肿，则可能是因为外伤造成的。

鞘膜积液可能与腹股沟疝气有关，而且可能需要进行手术治疗。年龄较大的宝宝突然出现鞘膜积液也应该由医生进行诊断。它可能是因为外伤所致，或许可以在不用治疗的情况下就自然好转。不过还是得接受包括超声波扫描在内的检查，以排除睾丸受伤的可能性。

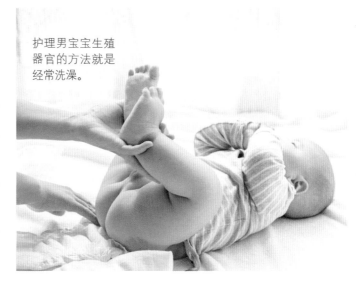

护理男宝宝生殖器官的方法就是经常洗澡。

新生儿洗澡

对新手父母来说，给新生儿洗澡是个大问题，这完全是个技术活。所以，在宝宝出生后，一定要掌握这门技术，做到得心应手。

尽量勤洗澡

洗澡周期也随着季节变化，夏季每天一次，冬季可根据情况适当延长周期。不过，还是建议新生儿在冬季勤洗澡，以便及时发现皮肤问题。

宝宝洗澡前都需要准备什么

如果是冬季给宝宝洗澡，要开足暖气；如果是夏季，要关上空调或电扇，室温在26~28℃为宜。准备好洗澡盆、洗脸毛巾两三条、浴巾、婴儿洗发液和要更换的衣服。清洗洗澡盆，先倒凉水，再倒热水，感觉水不冷不热，在37~38℃为宜。

市面上的婴儿沐浴液和洗发水能用吗

市面上卖的各种婴儿沐浴液、洗发水品牌繁多，看都看不过来，该怎么挑选？能不能给宝宝用？

其实这个问题不用太纠结，既然是给宝宝设计的，当然是可以用的。只是在购买时一定要认准品牌质量有保障的、对宝宝皮肤刺激小的，并且要注意使用期限、合格证、使用说明等信息。

3个月以内的宝宝，可以不用洗浴清洁用品，但如果要用，一定要注意选用婴儿专用的洗浴用品。

皮肤受损的宝宝慎洗澡

如果宝宝皮肤有皮炎、摔伤、烫伤等受损的情况，不宜给宝宝洗澡。这是因为受损的皮肤接触到水之后容易引起感染，增加恢复难度。宝宝太小，不知道避免伤口沾水，一不小心就有可能让受损的皮肤沾到水，造成不必要的感染，导致宝宝愈合延后，或是感染引起各种风险。因此，当宝宝的皮肤出现受损情况或是有皮肤病时，新妈妈要谨慎给宝宝洗澡，须听取医生的建议。

让每一次沐浴都成为和宝宝一起玩耍的欢愉时光吧！

不宜给宝宝洗澡的几种情况

刚吃饱的情况下：刚喂完奶，宝宝的小肚皮圆鼓鼓的像个小气球，这时马上给宝宝洗澡对他的健康不利。

打预防针后：宝宝需要接种多种疫苗，这个时候大人需要注意接种疫苗后接种部位会有个微创口。如果那个微创口接触到不干净的水，可能会造成接种部位产生红肿。因此在接种疫苗后 24 小时内最好不给宝宝洗澡。

频繁呕吐的时候：宝宝吃饱了有吐奶现象，如果宝宝有频繁呕吐的情况，建议暂时不要给宝宝洗澡。

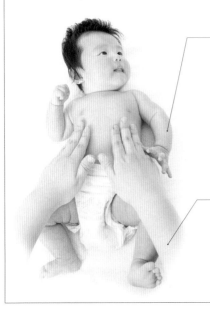

关注宝宝情绪。爱干净的新手爸妈完全不注意宝宝的感受，强制将宝宝放进洗澡盆中，宝宝又惊又吓拼命反抗。这样的情况下，会加剧宝宝对洗澡的恐惧心理。应该先安抚一下宝宝的情绪，等宝宝稍微安定下来再尝试给他洗澡。

当宝宝出现呕吐时。新妈妈应该轻轻地拍着宝宝的后背，不要在意宝宝弄脏了衣物或是否要洗澡，而是要等宝宝停止呕吐后，并休息一会儿再给他洗澡。

夏季给宝宝洗澡

夏季天气炎热，不少家长喜欢频繁给宝宝洗澡，甚至会将正在出汗的宝宝泡在凉水里，这样反而更容易使孩子出现痱子和尿布疹。宝宝的体温调节功能发育不完全，夏季出汗多，适当增加洗澡次数是可以的，但不宜过度，所以夏季不要频繁给宝宝洗澡，即使洗澡，也要等汗干了再洗，而且要尽量少用沐浴液。

冬季给宝宝洗澡

冬天给宝宝洗澡前，最好使室温达到一个比较适宜的状态，也就是 25~28℃。为了避免宝宝受凉，在洗浴过程中可以打开灯暖。不过需要注意的是，宝宝在洗澡的时候一定要关掉浴霸，以免强光灼伤宝宝的眼睛。同时将宝宝要穿的衣服提前焐热保持温度，这样宝宝在洗澡后可以立即换上。

好妈妈必知

刚开始给宝宝洗澡时，因为不熟练，新妈妈一个人难免会有些手忙脚乱，尽量让新爸爸或其他家人来协助，慢慢就会很熟练了。

正确地给宝宝洗澡

皮肤是保护宝宝身体的有形防线，宝宝皮脂腺分泌旺盛，爱出汗，又经常溢奶、大小便次数多……为避免出现皮肤疾病，需经常给宝宝洗澡。

洗澡时间不宜过长

每天洗澡的确能让宝宝变得干干净净，但如果长时间泡在水里，也可能造成皮肤干燥。尤其是对本身皮肤比较干的宝宝来说，有可能让皮肤容易脱水，会加重皮肤干燥，甚至起皮。同时，如果给宝宝洗澡时间过长，更会使皮肤最外面的角质层吸水变软，降低皮肤的抵抗能力。

听专家怎么说宝宝洗澡问题

给宝宝洗澡具体应该怎么操作，新手爸妈可能还不清楚，下面就来学习一下吧。

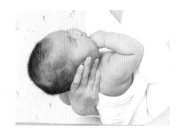

1 浴巾包裹宝宝：宝宝仰卧，用浴巾包裹，新妈妈左手肘部托住宝宝的小屁股，右手托住头，食指和中指按住宝宝的耳朵，以防进水。

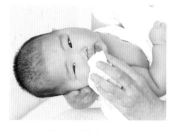

2 清洗宝宝脸部：上半身托起，先清洗脸部。用小毛巾蘸水，轻拭宝宝的脸颊。眼部由内而外，再由眉心向两侧轻擦前额。

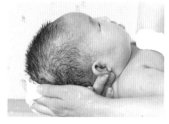

3 清洗宝宝头发：先用水将宝宝的头发弄湿，然后倒少量的婴儿洗发液在手心，搓出泡沫后，轻柔地在宝宝头上揉洗，再用清水冲净。

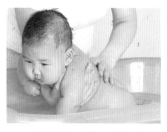

4 清洗宝宝上身：洗净头后，再分别洗颈部、腋下、前胸、后背、双臂和手。由于这些部位十分娇嫩，清洗时注意动作要轻柔。

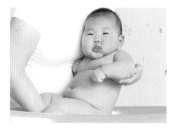

5 清洗宝宝屁屁和腿脚：让宝宝的头贴在妈妈左胸前，用左手托住宝宝，右手用湿毛巾先洗会阴、腹股沟及臀部，最后洗腿和脚。

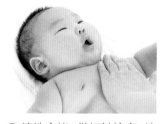

6 清洗完毕，做抚触按摩：洗完后用浴巾把宝宝身上的水分擦干，涂上润肤油，然后给宝宝做抚触按摩。

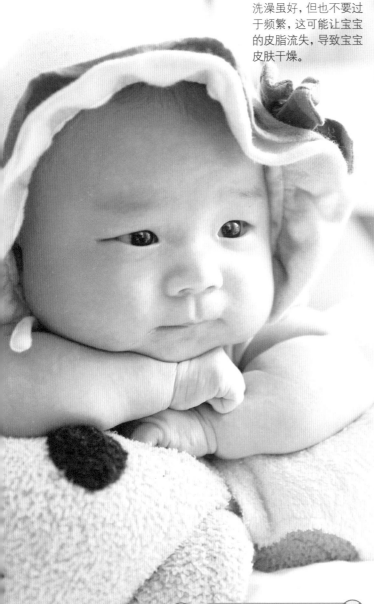

洗澡虽好，但也不要过于频繁，这可能让宝宝的皮脂流失，导致宝宝皮肤干燥。

给新生儿洗澡的好处

给新生儿洗澡有很多好处，沐浴能够清洁新生儿的皮肤，促进血液循环，加速新陈代谢，增进宝宝的食欲，提高睡眠质量，利于新生儿的生长发育。

Tips：给新生儿洗澡时，由于肌肤的接触可以增进母婴彼此的感情，是建立亲子关系的好机会。

如何护理出浴后的宝宝

1. 洗完澡时，新手爸妈要及时用毛巾擦干宝宝身体，并用大浴巾包裹严实，放在温暖的房间里。

2. 给宝宝涂上爽身粉和润肤油，护理好宝宝的皮肤，不过新手爸妈要选择正规产品并控制好这类护肤品的用量，如果爽身粉或者润肤油涂抹太厚反而会适得其反。在宝宝的屁股部位可以多涂一点润肤油，防止宝宝出现"红臀"的现象。

3. 一切完毕后，给宝宝换上干净清爽的尿布和舒适的衣物。

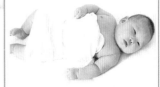

Tips：如果宝宝的皮肤出现红疹、糜烂、过敏等不良症状，不要随意使用任何护肤品，需要在医生的建议下正确用药。

冬季洗澡要迅速 ✓

冬季在给宝宝洗澡时，动作要快，时间要短，水要准备多些，10分钟以内洗完，快速擦干、穿衣。即使宝宝很喜欢玩水，最好也不要让他的入浴时间超过10分钟。

花露水不多用 ✗

夏季洗澡后新妈妈会在宝宝的颈部、腋下、大腿根部、膝盖窝等易长痱子的部位涂抹一些花露水。应注意的是，花露水用量要少，而且要选择香味小、无刺激的宝宝专用花露水。

避开洗护误区

在新生儿护理这件事上，新手爸妈常常有很多问题要问，哪怕是一些关于细节方面的小问题，只要关系到宝宝，就会变得纠结。在新生儿的洗护方面，新手爸妈可以避开以下几个误区。

月子里不能给新生儿剪指甲

有些地方至今仍然流传着月子里不能给宝宝剪指甲的说法，为了避免宝宝指甲太长会抓伤自己，一些新妈妈会给宝宝准备手套，把小手包在里面。实际上，给宝宝戴手套直接束缚了宝宝的双手，使手指活动受到限制，不利于宝宝的触觉发育。而且，足月新生儿的指甲基本上都超出了指端，如果手指甲长了不及时剪短，宝宝习惯握着拳头，很容易把自己抓伤，指甲中的污垢，易使宝宝感染。所以，家长一定要及时修剪新生儿的指甲。一般来说，在宝宝出生一周左右，家长就可以给宝宝剪指甲了。

听专家怎么说宝宝洗护问题

要给宝宝剃"满月头"？用母乳给宝宝擦脸？新手爸妈是否也这样做过？一起来看看专家是怎么说的。

？ 要给宝宝剃"满月头"吗？

妈妈问： 家里老人认为新生儿满月之后要剪头发、剃胎毛，认为剃"满月头"会给宝宝带来福气，使宝宝的头发变得更黑、更浓密。

听专家怎么说： 其实这种做法并不能让宝宝的头皮、头发更健康，只会增加宝宝感染细菌的概率。因为新生儿理发一般都是剃光，理发工具消毒不到位，加之宝宝皮肤薄、嫩，抵抗力弱，操作不慎极易损伤头皮，引起感染。一旦细菌侵入头发根部，破坏毛囊，不但头发长得不好，而且会导致脱发。因此，"满月头"还是不剃为好。如果宝宝头发浓密，且正好赶上炎热的夏季，可将宝宝的头发剪短，但不可剃光头。

？ 枕秃就等于缺钙吗？

妈妈问： 发现宝宝后脑勺出现一圈不长头发，朋友说是枕秃，枕秃就等于缺钙吗？

听专家怎么说： 其实引起枕秃的原因基本有以下两种，一是多汗，宝宝大部分时间躺在床上，头与床面接触的地方容易发热出汗使头部皮肤发痒，宝宝只能通过左右摇晃头部的动作，来"对付"自己后脑勺因出汗而发痒的问题，久而久之，形成枕秃；二是经常躺着活动所致，宝宝2个月后开始对外界的声音、图像产生兴趣，经常躺着左右转头，枕部的头发受到反复摩擦，就出现局部脱发。大部分宝宝枕秃只是由后脑多汗造成的，属于生理性的。有时候枕秃是佝偻病的前兆，但佝偻病的原因是缺维生素D，而不是缺钙，许多患有佝偻病的宝宝的血钙值都是正常的。

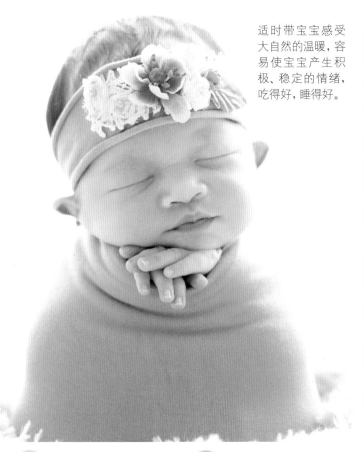

适时带宝宝感受大自然的温暖，容易使宝宝产生积极、稳定的情绪，吃得好，睡得好。

快乐的日光浴

阳光是最好的维生素 D "活化剂"，阳光还能促进宝宝的血液循环，帮助宝宝吸收钙质，使宝宝的骨骼、牙齿、肌肉发育得更强健。一句话，无论春夏秋冬，宝宝都需要晒太阳，进行"日光浴"。

按顺序进行：刚开始进行日光浴时，可以先晒晒宝宝的脸和手脚；四五天后习惯了，再把裤腿卷起来晒到膝盖；再过四五天就可以晒到大腿。按这种顺序，每过四五天就可多裸露一点，渐次为腹部→胸部→背部→全身。

最佳时间：春秋季以上午 10 点左右为宜，夏季安排在上午 8 点左右，冬季在上午 11 点左右，当然，还应结合当地的气候。

没长牙还用刷牙吗？

妈妈问：因为宝宝还没有长牙，所以清洁口腔是不是就是一件可有可无的事？

听专家怎么说：这种想法并不正确。口腔卫生搞得不好，很容易引发牙龈炎，表现为宝宝牙龈红肿、哭闹、流口水、不愿意吃东西等。因此，新妈要在每次进食后为宝宝清洁口腔。可以将纱布用温水蘸湿，拧干后套在食指上，伸入宝宝口腔将宝宝嘴里的奶渣清理干净。

用母乳给宝宝擦脸？

妈妈问：家里一些老人认为用母乳给宝宝擦脸可以让宝宝的皮肤又白又嫩。

听专家怎么说：其实这种方法对宝宝是有害的。母乳中营养丰富，也给细菌滋生提供了良好的培养环境，宝宝的皮肤娇嫩，血管又丰富，将母乳涂抹在宝宝脸上，容易使细菌在大面积繁殖之后进入皮肤的毛孔中，引发毛囊炎。

感冒宝宝能洗澡吗？

妈妈问：宝宝感冒了，还能洗澡吗？会不会加重病情？

听专家怎么说：其实宝宝感冒后，洗澡仍可照常进行，因为洗澡有清洁皮肤、消除汗液的作用，使宝宝感到舒服凉爽。另外，温水浴还是宝宝很好的物理降温方法，它能使发热宝宝全身皮肤血管扩张，改善血液循环，从而达到物理降温的目的。

满月头宜剪不宜剃

民间流传着宝宝满月时要剃满月头的习惯，即用剃头刀刮净宝宝头上的胎发，认为这样可以使以后的头发增多、变粗。其实，这种说法没有科学依据。

剃发易导致感染

宝宝头皮受伤后，由于对疾病抵抗力较低，皮肤黏膜的自卫能力较弱，解毒能力又不强，常使细菌侵入头皮，引起头皮发炎或毛囊炎。这会影响宝宝的头发生长，并使头发脱落。一些宝宝所患的黄癣（俗称"癞子头"），有很多就是由剃发传染的。还有更为严重的情况是，头皮被损伤后，如果处理不当或挤压，还可引起严重的感染。因此，从预防感染的角度考虑，确实要给满月宝宝理发时，剪发要比剃发更合理、更安全。

胎发会自己脱落

正常的情况下，宝宝的胎发都会由日后长出的头发替换掉，不需要去剃除。而且，一个人的头发多少、是否黑亮与遗传和营养密切相关。不管是剃光还是剪掉，去除的只是已经角化了的、没有生命活力的那一部分毛发，影响不了它本身的生长。因此，与其用剃头的方法使宝宝头发长得浓密一些，不如关注宝宝的营养，让他有足够的营养供给头发生长。

宜剪不宜剃

在剃头的过程中，刀片会对宝宝的头皮造成许多肉眼看不到的损伤。作为人体的第一道防线，宝宝的皮肤还不能很好抵御病菌的入侵，因此，从预防感染的角度考虑，剪发要比剃发更安全，用剪刀剪去过长的头发，既可以让宝宝显得精神，又不会对头皮造成损伤。

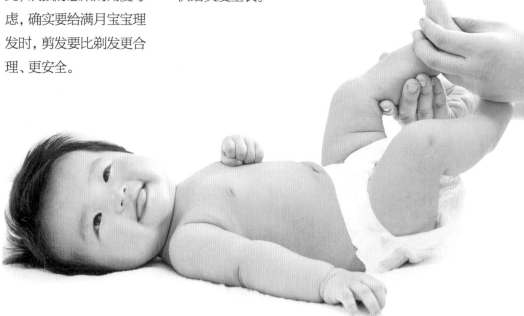

宝宝不喜欢闪光灯

爸爸妈妈喜欢用相机记录宝宝成长的过程。然而给宝宝拍照并非易事，需要家长、摄影师、摄影助理等人引导宝宝，逗宝宝开心，大家一起配合才能完成。

如果爸爸妈妈有一定的拍摄经验，可以自己给宝宝拍照，但要注意以下几点：

背景朴素：背景不要杂乱，配合一些小道具，拍出来的照片就很好看，朴素的背景最合适。

不要用闪光灯：给宝宝照相一般都是自然光加柔光，不要用闪光灯，因为宝宝对刺眼的太阳光和闪光灯都非常敏感。

场地的选择：场地不一定非要限制在室内，宝宝喜欢玩耍，所以在户外、公园等地方拍摄出的照片效果会更好。

天气的选择：爸爸妈妈应当每日留意最近的天气、风向问题，这样能准确地抓住时机，呈现完美的拍摄效果。户外拍摄时，避免恶劣天气，否则容易导致宝宝生病。

摄影时间：因为孩子体力有限，兴致也是一时的，所以拍摄时间最好保持在 3 小时以内，在孩子尽兴时完整拍摄，必要时带上零食、小玩具。

不要"折腾宝宝"：拍照时为了达到完美的拍摄效果，一些家长喜欢"折腾"宝宝，给他摆出千奇百怪的姿势，甚至不顾宝宝的月龄和发育情况，强迫他做出"抬头"等动作。这样做不仅影响发育，还把宝宝摆弄得不耐烦，甚至哭闹起来，那就得不偿失了。

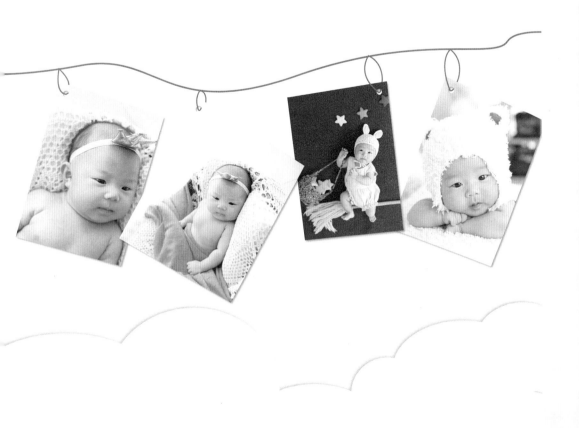

新生儿穿衣

宝宝应该穿多少衣服？怎么穿衣服？面对这些问题，新妈妈可能会手足无措，不知道从哪里入手，尤其是对着软软的宝宝，动作不娴熟，力度轻重也掌握不好……初为人之父母，给新生儿穿衣可不是件简单的事情，现在就一起来学习一下吧！

穿对衣，给宝宝"第二层皮肤"

宝宝的衣物常常被称为宝宝的"第二层皮肤"，所以宝宝穿什么直接关系到宝宝的健康。那么，怎样给宝宝选购、清洗、穿脱衣服呢？第一次当爸爸妈妈的你赶紧来学习一下吧！

新生儿衣服的选择

宝宝的皮肤特别娇嫩，容易过敏，所以宝宝衣物一定要注意安全、舒适和方便三原则。

安全第一

选择正规厂家生产的婴儿服装，上面有明确的商标、合格证、产品质量等级等标志。不要选择有金属、纽扣或小装饰挂件的衣服，因为如果不够牢固的话，可能会被扯掉而造成危险。尽量选择颜色浅、色泽柔和、不含荧光成分的衣物。

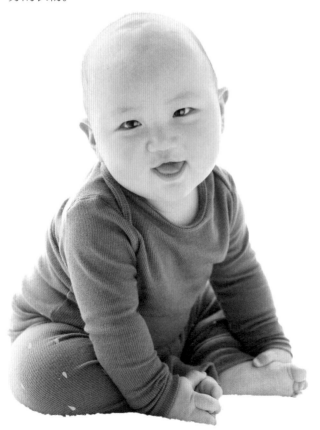

舒适不刺激皮肤

纯棉衣物手感柔软，能更好地调节体温。给宝宝选购衣服时，注意衣服的腋下和裆部是否柔软，这是宝宝经常活动的关键部位，面料不好会让宝宝不舒服。新衣服在穿之前一定要拆掉衣服的商标，以免摩擦到宝宝的皮肤。要注意观察内衣的缝制方法，贴身的那面没有接头和线头的衣服是最适合宝宝的。

方便穿脱

前开衫的衣服比套头的方便，松紧带的裤子比系带子方便，但是注意别太紧了。

为宝宝合理添加衣服

随着宝宝的成长，活动量越来越大，新妈妈应掌握"春捂秋冻"的原则，根据气温变化以及自己的感觉有计划地给宝宝增加衣服。给宝宝穿衣，以宝宝不出汗、手脚不凉为标准。早晨起来时，看一下天气，和前一天做个比较，如果没有大的变化，就不要轻易给宝宝添加衣服。

不会走路的宝宝，穿的衣服应该和大人安静状态下、感觉舒适时所穿的衣服一样厚薄。如果宝宝已经会走会跑了，就要比大人少穿一件。天气变化幅度大的春秋季节里，最好准备一件穿脱方便的马甲，早晚穿着，午间脱掉，以适应一天里较大的温差。

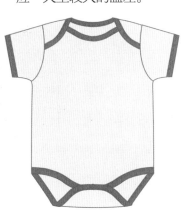

判断宝宝穿着是否合适

手脚冰凉不代表宝宝冷，婴儿末梢血液循环较差，所以会手凉脚凉，父母把手放在宝宝背部或者胸口就可以感知宝宝体温是否正常。宝宝满头大汗不一定是热了，爸妈把手伸进宝宝衣服里，感受一下脖子、肚子和背部的温度，若宝宝身体温度摸起来很高，那就真的热了。

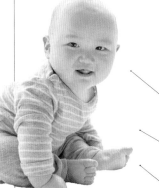

摸宝宝后颈温度，感觉凉就是穿少了，热就是穿多了，不冷不热就是正合适。

观察宝宝肤色，颜色明显发红可能热了，偏白可能冷了。

给宝宝准备衣服时，最好不要带扣子，以免被宝宝误食。

连体衣

连体衣就是上身、下身连成一体的衣服。从款式上看，有按扣式和拉链式、露脚式和包脚式。市面上很多连体衣有开裆设计。

优缺点

连体衣适合在温度较低的情况下穿着，方便更换尿布和保护肚子不受凉，但对尺寸要求高，穿着时限短，扣子较多导致穿脱不够方便。

包屁衣

包屁衣是能够让宝宝的上半身及屁股部分都被包住的衣服，包屁衣的屁股部位多是扣子扣起来的。

优缺点

包屁衣的好处就是能够兜住纸尿裤，对肚子起到保暖作用，但穿脱不是很方便，而且只能作为内衣穿，还需要加裤子，适合稍微大一点的宝宝穿着。

好妈妈必知

新生儿衣服不要衣领，因为新生儿的脖子短，骨骼较软，衣领会摩擦宝宝下巴及颈部的皮肤。

给宝宝买衣服一定要看标签级别

给宝宝买衣服不能光图好看，除了面料材质以及款式设计以外，还要留心宝宝衣服吊牌或水洗标上标明的等级。

正规服装吊牌上都会标注该服装的产品等级，依次为合格品、一等品、优等品。不少品牌的服饰可以做到一等品级别，一般的普通服饰多为合格品。给宝宝选择衣服，最好选择一等品及以上的级别。

别忽略安全技术级别

安全技术级别是非常重要的一项参考指标，新手爸妈在挑选宝宝衣物的时候，千万别忽略吊牌上这一栏的标识。

婴幼儿及儿童纺织产品的安全技术要求分为 A 类、B 类和 C 类，其中 A 类最好，其次是 B 类，C 类是最基本要求。

现今，在《婴幼儿及儿童纺织产品安全技术规范》中将儿童服装分为婴幼儿纺织产品和儿童纺织产品两大类。

婴幼儿纺织产品：

年龄在 36 个月及以下的婴幼儿穿着或使用的纺织产品。

儿童纺织产品：

年龄在 3 岁以上，14 岁及以下的儿童穿着或使用的纺织产品。

该文件中还明确规定，婴幼儿纺织产品应符合 A 类要求，新手爸妈选购时要看清楚。

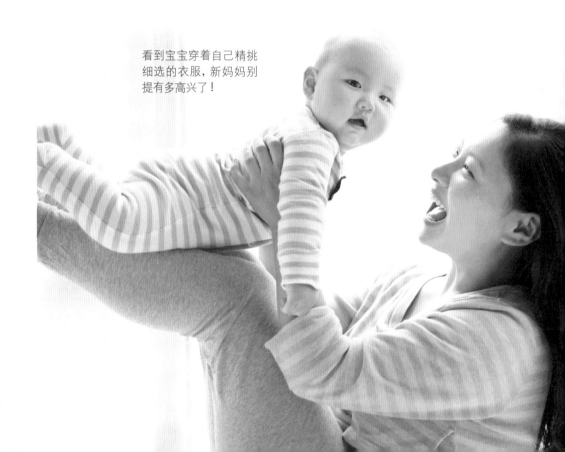

看到宝宝穿着自己精挑细选的衣服，新妈妈别提有多高兴了！

给宝宝选条裤子穿

宝宝出生后，大小便的次数非常多，尿布、纸尿裤换得也比较频繁，因此许多新手爸妈只给宝宝穿上衣，裤子就被尿布、纸尿裤代替了。可是，新手爸妈又会怕宝宝冷，所以浑身上下都裹得十分严实，不利于宝宝的日常活动。新手爸妈给新生儿选择裤子时，应选择腰部不过紧的，褶皱也不宜过多，以免压在宝宝的腰下时让宝宝感到不舒服，连体衣是一个不错的选择。也不能选择太厚的裤子或连体衣，否则，宝宝活动起来会受到限制感到吃力，可能引起宝宝心情烦躁、爱哭闹等问题。

给宝宝脱衣有技巧

宝宝刚出生，神经系统发育尚不完善，还不能自主地"指挥"手臂，而且宝宝骨骼娇嫩，穿脱衣服时都要格外小心。给宝宝穿脱衣服看起来很简单，但是实际操作起来却有点难。新妈妈一定要掌握技巧，动作要轻柔，才能保证在宝宝舒适、不哭闹的情况下穿脱好衣服。

首先，新妈妈要将床铺整理干净，防止异物扎到宝宝。

其次，再将宝宝轻轻放在床上，慢慢解开宝宝衣服上的带子。

然后，新妈妈的一只手伸到宝宝后背，托起宝宝的上半身，注意这只手要同时握住宝宝的一只手臂，另外一只手拉住宝宝的这只袖子，往外轻轻拉出来，这只袖子就脱好了。

最后，再把这边脱好的衣服从另一头拉出来，顺便脱掉另一边的袖子，注意双手动作配合好就行。

脱裤子时，动作也要轻柔，不要勒到宝宝柔嫩的皮肤为好。

先抬起宝宝的臀部，将裤腰拉下来。如果是系带的裤子，则先要解开裤带，再抬起臀部，拉下裤腰，然后顺势缓慢脱下两边裤腿。

另外，在脱衣服时一定要注意，如果衣服有拉链或带子，或者领口太小，有稍硬的装饰物等，一定要注意不要碰到宝宝的身体，以防划伤。最好是在选择衣物时就避免这些不必要的饰物，选择衣料柔软的、没有硬装饰物的衣服，才能从源头上保护宝宝不受伤害。

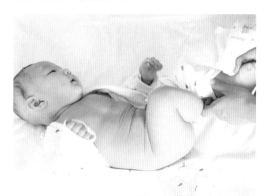

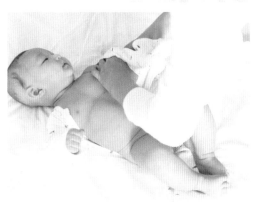

给宝宝穿上衣的步骤

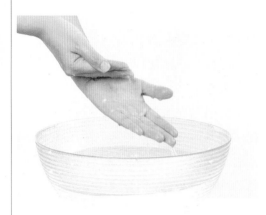

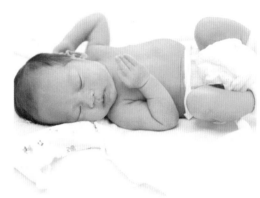

1 新妈妈或家人先洗净双手，并涂上护手霜保持的滋润和柔软。

2 将衣服平放在床上，让宝宝平躺在衣服上。

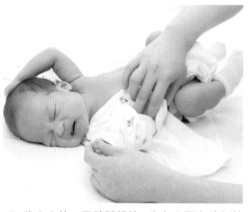

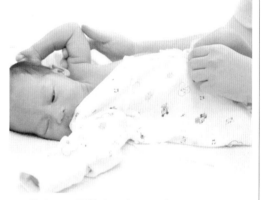

3 将宝宝的一只胳膊轻抬，先向上再向外侧伸入袖子中。

4 将身子下面的衣服向对侧稍稍拉平整。

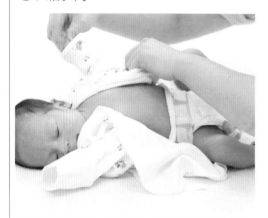

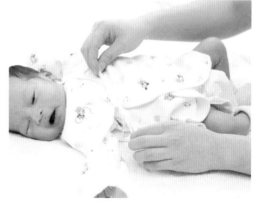

5 抬起宝宝另一只胳膊，使肘关节稍稍弯曲，将小手伸向袖子中，并将小手拉出来。

6 将衣服带子系好就可以了。

连体衣怎么穿

　　给宝宝穿连体衣与给宝宝穿上衣还是有些区别的，面对宝宝乱动的手脚，穿连体衣比穿上衣会更加手忙脚乱，有可能刚刚将腿穿进去，给宝宝套袖子时，裤腿又被蹬开了，新妈妈快来学习怎么轻松给宝宝穿连体衣吧。

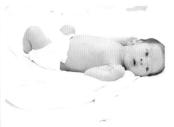 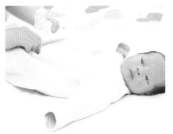 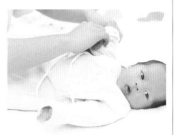

1 衣服平铺，宝宝躺好：将连体衣解开扣子，平铺在床上，让宝宝躺在上面。

2 穿好裤腿：将宝宝一条小腿放入裤腿中扣好扣子，再用同样的方法将另一条腿也放入裤腿中，裤子就穿好了。

3 穿好袖子，系好带子：再按穿上衣的方法将胳膊穿入袖子中，扣上摁扣或系上带子就可以了。

　　最好系带：宝宝的连体衣最好选择系带的或摁扣式的，以防硌到宝宝，系带时也尽量避免带结系得过大、过硬。

　　边换衣服边跟宝宝交流：新妈妈要保持跟宝宝的交流，也可准备一些玩具，避免在穿衣服的时候宝宝情绪不好。

　　连体衣摁扣不要太凸：新妈妈给宝宝选择连体衣时，不要选择扣子很大、很凸出的衣服，否则宝宝趴着的时候会觉得不舒服。

　　先穿好纸尿裤：应尽量避免频繁给宝宝穿脱连体衣，以防宝宝感冒，因此新妈妈要先给宝宝穿好纸尿裤，预防漏尿、漏便弄脏连体衣，以免多次给宝宝穿脱衣服。

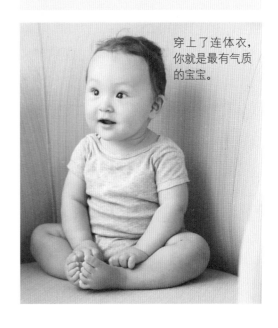

穿上了连体衣，你就是最有气质的宝宝。

包对襁褓，宝宝活动不受限制

所谓襁褓，即用棉布做成的被、毯，以包裹宝宝。宝宝刚离开母体，体态上常保持在子宫时的姿势，四肢屈肌较紧张，襁褓是帮助其适应新的肢体顺直状态。但怎样给宝宝包襁褓呢？

不要把宝宝包得"密不透风"

宝宝出生后，家里的老人习惯用毯子或小棉被把宝宝包裹起来，除了脑袋外，手、脚、躯干都被严严实实地包起来，并且还要用带子或绳子捆绑起来，即"蜡烛包"，认为这样既保暖，宝宝还睡得安稳。这种护理方法不符合宝宝的生理发育要求，妨碍其四肢骨骼、肌肉的生长发育，而且紧紧地包裹宝宝，限制其胸廓的运动，会影响肺的功能发育。如果家人不经常打开包裹，宝宝容易形成尿布疹、肺炎、皮肤感染、褶皱处糜烂等，宝宝出汗过多，还会导致脱水热的发生。

新妈妈可以选择能自由活动的斗篷式拉链袋、有袖大衣式睡袋等给宝宝包襁褓。

听专家怎么说包襁褓问题

宝宝孕育在妈妈肚子里，早已习惯了被包裹的感觉，但手脚不要包裹太紧，应避免束缚宝宝的自由活动。

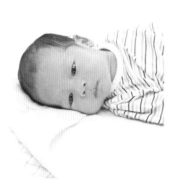 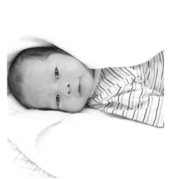 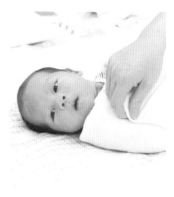

1 毯子平铺，将最上角折下约15厘米。把宝宝仰面放在毯子上，头部枕在折叠的位置。把毯子靠近宝宝左手的一角拉起来盖住宝宝的身体。

2 把边角从宝宝的右边手臂下侧掖进宝宝身体后面；把最下角折到宝宝肩部位置，并掖好。

3 将宝宝右臂边的一角拉向身体左侧，并从左侧掖进身体下面，调整松紧度，以宝宝不感觉到不适为宜。

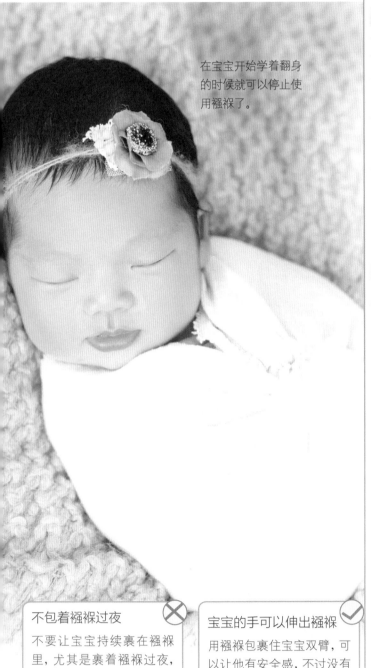

在宝宝开始学着翻身的时候就可以停止使用襁褓了。

适合宝宝的才是好选择

什么样的襁褓，能让宝宝感觉到舒服呢？

1. 在环境温度适宜的情况下，不必将宝宝包得过于严实。

2. 应选轻质棉或薄法兰绒的毯子。

3. 选择带有可调节绑带设计的，方便调节松紧度，让宝宝更舒适。

4. 不必一整天都包襁褓。

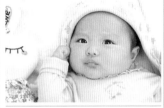

Tips：襁褓适合小月龄的宝宝，宝宝开始学翻身时，就不用了。

正确包襁褓的原则

包襁褓的原则是"上紧下松"。"上紧"指婴儿的上半身一定要裹紧，这样可以避免婴儿挣脱襁褓，导致毯子或被子覆盖在婴儿嘴巴和鼻子上；"下松"指婴儿下半身要宽松，要保证在襁褓中的婴儿其髋关节能够自由伸屈，这样才不影响髋关节发育。

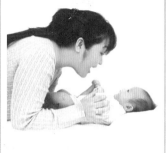

不包着襁褓过夜 ✕

不要让宝宝持续裹在襁褓里，尤其是裹着襁褓过夜，虽然襁褓可以有效避免宝宝哭闹，但不鼓励单次裹襁褓超过几个小时，甚至是过夜，否则容易增加宝宝患发育性髋关节发育不良的概率。

宝宝的手可以伸出襁褓 ✓

用襁褓包裹住宝宝双臂，可以让他有安全感，不过没有必要时刻让宝宝的手裹在襁褓里，应适当伸出襁褓，避免长时间束缚影响手臂发育。

宝宝衣物的清洗与存放

宝宝的皮肤娇嫩，清洗衣物也要和成年人区别对待，否则稍不注意，就会引发皮肤问题，甚至是健康问题。那么，宝宝的衣物清洗要注意哪些细节呢？

及时清洗新生儿衣服

宝宝的衣物会沾染奶渍、尿渍、便便等，如果不及时清洗，这些污渍就会深入衣物的纤维而很难洗掉。因此，新妈妈就要留心观察，最好做到一沾上污渍就马上脱下来清洗，可以先用清水浸泡片刻，将大部分污物从衣服上去除之后就会比较容易清洗了。

宝宝的衣服最好手洗

因为一般家庭只有一台洗衣机，既洗大人的衣服又洗宝宝的衣服，容易交叉感染，加上洗衣机的内部比较潮湿，容易滋生细菌。如果实在没有时间给宝宝手洗衣服的话，不妨买一台具有杀菌作用的儿童专用洗衣机。增加洗衣机的漂洗时间和次数，也可以有效地清除洗衣液残留，避免损伤宝宝的皮肤。

宝宝专用洗衣液好不好

人体皮肤呈弱酸性，而宝宝的皮肤更娇嫩，使用普通的洗涤产品如洗衣粉、肥皂等这些碱性产品，一方面，由于不易漂洗容易造成残留而伤害宝宝皮肤，影响宝宝健康；另一方面，由于残留洗衣产品的衣物不够柔软，容易摩擦宝宝娇嫩的皮肤，严重的甚至起红疹。因此，要选用专业的洗衣液。

婴儿专用洗衣液是针对宝宝的肌肤和生理特点而设计的，成分相对比较天然，对宝宝的皮肤刺激小，可以去除宝宝衣物上常见的奶渍、糖渍、果渍、尿渍、泥渍、油渍等顽固污渍。

目前，婴儿洗衣液的品牌和种类很多，新手爸妈可以根据自己的需求进行选择，建议尽量挑选正规厂家生产的品牌产品，以保证宝宝的安全和健康。

婴儿洗衣液的用法其实很简单，把洗衣液倒进水里，然后把衣物放进去泡几分钟，再进行搓洗就可以

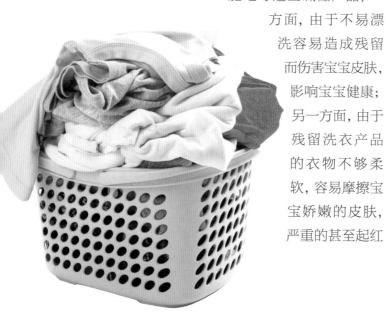

了，洗干净后要用清水漂洗干净，再晒干。

新妈妈也可以给宝宝选择婴儿专用的洗衣皂，优点是更容易漂洗干净。

婴儿的肥皂虽然比较贵，但是对于婴儿的保护作用还是很大的。需要注意的是，任何的洗护用品都要结合婴儿具体的身体状况，不宜乱用。

宝宝的衣服要彻底洗净、晒干后再存放

宝宝的衣服在存放前一定要彻底清洗干净，并置于阳光下暴晒杀菌。如果给宝宝穿过后随手一扔，很容易滋生细菌，并产生异味，如果长时间未清洗，衣服就很难洗干净。

宝宝衣服存放有讲究

宝宝的衣物收纳是每个新妈妈每天都要遇到的问题，除了让宝宝穿得好，也要注意衣服的存放细节。

久存衣物在穿之前要重新洗涤晾晒。存放了好几个月的衣服再次穿时，最好重新洗涤一遍，并放在阳光下充分展开晾晒，有助于杀菌消毒。

分类存放。宝宝的内衣、尿布更贴近宝宝的皮肤，应当跟宝宝的外衣、睡袋分别存放，避免交叉感染的同时，也方便取用。

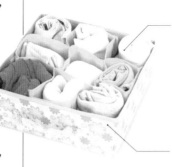

不用密封袋封装。封闭容易导致发霉，衣物也需要透气，新手爸妈可以使用布质的收纳袋收纳宝宝衣物。

放置于干燥、通风的地方。洗干净的衣服一定要存放在干燥通风的地方。

用塑料箱装宝宝的衣服

塑料箱的防潮性较好，能够直观地看见箱内物品，方便新妈妈管理宝宝衣物，但是透气性要差一些，适合气候潮湿的地区使用。应注意的是，在存放宝宝衣物之前最好先做一次清洗。尤其是有的塑料箱味道较大，需要清洗干净后放到通风处，等异味消除再存放衣物。

用纸箱装宝宝衣服

纸箱多为一次性使用，更为干净，而且纸箱较为透气，没有异味，但是纸箱容易受潮，受潮后容易滋生霉菌，因此较适合天气干燥的北方家庭使用。

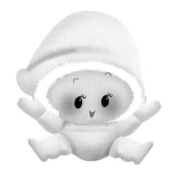

好妈妈必知

樟脑对人体有害，尤其是对宝宝有不利影响，会破坏血液中的红细胞而导致急性溶血。所以，不管是樟脑丸还是其他驱虫剂，最好都不要放在宝宝的衣服柜子里。

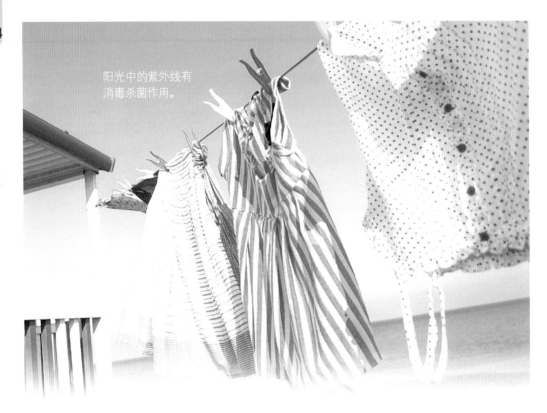

阳光中的紫外线有消毒杀菌作用。

不要干洗宝宝的衣服

细心的新手爸妈会发现，宝宝衣服的产品标志上会注明"不可干洗"。这是什么原因呢？干洗会出现什么不好的情况呢？

这主要是因为干洗剂中基本都含有刺激皮肤的"四氯乙烯"，对婴幼儿的健康危害较大，所以宝宝的衣服手洗才是最安心的做法。

分开清洗

宝宝的衣服应当和大人的衣物分开清洗，而且宝宝自己的衣服在清洗时也应按内、外衣分类清洗，这样做能最大限度地保持宝宝衣物的清洁、卫生。

通常情况下，宝宝的外衣要比内衣脏，因为外衣容易漏奶或是被家里的生活用品弄脏，沾染的污垢要更多一些，宝宝的内衣则多是因沾染宝宝尿液或便便而弄脏，因此应当分开洗涤，避免二次污染。另外，深色衣物和浅色衣物也要分开洗涤，避免造成染色。

不能和大人衣物混洗。在清洗宝宝的衣物时，注意不要和成年人的衣物混洗。因为大人会外出，衣物上沾有的细菌会更多，对抵抗力较弱的宝宝来说，存在健康隐患。所以一定要单独清洗宝宝的衣物，最好给宝宝准备专用的洗具。

阳光下暴晒

宝宝的衣物漂洗干净后，最好用晒太阳的办法除菌。因为阳光中的紫外线具有一定的杀菌消毒的作用，而且安全无毒、无副作用。在天气好、光线强的情况下，一般晒2个小时左右就可以了。如果是气温低的冬季，太阳较好，就多晒一会儿，晒半天也是可以的。如果遇到阴雨天气，还有其他的消毒方法，可以在晾到半干时，用电熨斗熨一下，熨斗的高温同样也能起到除菌和消毒的作用。

衣服脏了应尽快清洗

宝宝的衣服沾上奶渍、果水、粪便等污渍是常有的事。衣服上沾了难清洁的污渍，应马上把衣物换下清洗，不要非等到宝宝洗澡时再洗。因为衣服上的污渍对宝宝的皮肤会有刺激作用，而且这些奶渍、果水污渍容易变质、滋生细菌，对宝宝的健康没有好处。另外，污渍深入纤维后，花上几倍的力气也难洗干净。平时的喂养可以借助围嘴来避免弄脏宝宝的衣服，一旦弄脏，就要尽快清洗。

宝宝的衣服彻底漂洗

洗净污渍，只是完成了洗涤程序的一半，接下来要用清水反复洗两三遍，直到水清为止。否则，残留在衣物上的洗涤剂或肥皂对宝宝的危害，绝不亚于衣物上的污垢。为了避免细菌交叉感染，宝宝的衣服最好用专门的盆单独手洗。

手洗比较有针对性清洁宝宝衣服上的不同污渍，很多的生活小妙招可以派上用场，比如奶渍处可以用生姜擦洗，效果很好。

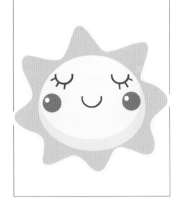
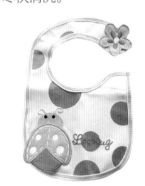
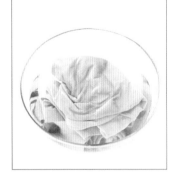

少用化学物质

如果一定要用清洁用品，得选用婴儿专用品。需要指出的是，消毒液等消毒产品千万不要使用，因为它有很强的刺激性，很难彻底漂洗干净。婴儿专用洗衣皂刺激性较小，用来清洗婴儿贴身内衣最合适。

贴身衣物选色浅的

宝宝衣物应该大多选择白色、浅蓝、浅粉等浅色系为佳，以纯棉的宝宝服装为主，且宝宝衣服不宜选颜色较深的织物。颜色深的衣服含的染料和固色剂自然多，不利于宝宝健康。

避开误区，穿对衣服

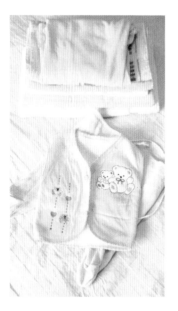

宝宝穿衣服的学问可多了，可能新手爸妈稍不注意，宝宝穿得不对了，就容易出现身体不适、生病等问题。

宝宝的衣服应该选择松紧适当的

很多家长因为担心太紧的衣服可能会影响宝宝的发育，所以给宝宝选衣服时尽量选择宽松一点的款式。但其实这样做很有可能让宝宝着凉。新手爸妈在选择衣服时还是要选松紧适当的。

松紧适当的衣服既不会让宝宝产生束缚感，也不会让宝宝着凉生病。即要选宽松的衣服，不影响宝宝的身体发育，一般宽出1~3厘米即可；衣服的袖口处要紧，不能太宽，以免进风，最好是收口设计的，这样更为保暖。

听专家怎么说宝宝穿衣问题

你有没有因为怕宝宝抓伤自己而给宝宝戴上手套？这样做正确吗？看看专家是如何说的！

? 给宝宝穿开裆裤好不好？

妈妈问：夏天炎热时，很多家长选择给宝宝穿开裆裤，穿开裆裤好吗？

听专家怎么说：宝宝不能控制大小便时，家人往往给宝宝穿开裆裤。但宝宝正处于最容易在地上爬、地上坐的阶段，而地上往往很脏，身体暴露部位易受污物侵染而引发疾病。穿开裆裤使臀部裸露在外，前后通风，还会使冷风直接灌入腰腹部和大腿根部，特别是冬天易着凉，造成感冒或腹泻。宝宝穿开裆裤暴露臀部、外阴部，容易被锐器扎伤或被火、开水烫伤。此外，女宝宝外阴部由于生理的原因穿开裆裤容易被感染，患尿道炎、膀胱炎；男宝宝容易玩弄生殖器而养成不良习惯。

? 给宝宝戴手套防止抓伤？

妈妈问：宝宝出生后，指甲长得快，小手经常抓破自己的脸，所以新手爸妈心疼得不得了，为了避免宝宝抓伤自己，就给宝宝戴上了手套，这样做正确吗？

听专家怎么说：建议不要给宝宝戴手套，因为宝宝小手的乱抓等活动是心理、行为能力发展的初级阶段，如果给宝宝戴上了手套，可能会妨碍其认知和手的动作能力发展。新手爸妈应每天清洗宝宝的小手，勤替宝宝剪指甲，鼓励宝宝尽情用双手玩耍。宝宝在玩耍过程中如果感觉到用手抓脸不舒服，就会懂得"还是不抓好""这是我的脸"，于是改为用手背蹭脸，并渐渐学会拿玩具玩。

可以给宝宝佩戴饰物吗？

给宝宝戴饰物，对健康有百害而无一利。

首先：金属饰品中的铬、镍、铜、锌等成分都会对皮肤产生刺激，而某些塑料制品也同样会引起过敏反应。宝宝皮肤娇嫩，接触这些东西，会增加患上过敏性皮炎的概率。

其次：手镯等饰品在宝宝手腕上磨来磨去，容易擦破皮肤，导致局部破损、发炎。而戴在脖子、手腕、脚踝上的红绳等易勒住皮肤，影响血液循环。

最后：首饰上的小部件如果被宝宝误食，可能引起窒息。

结论：如果亲戚朋友给宝宝买了饰品，当时戴上拍照留念即可，不要长期给宝宝佩戴。

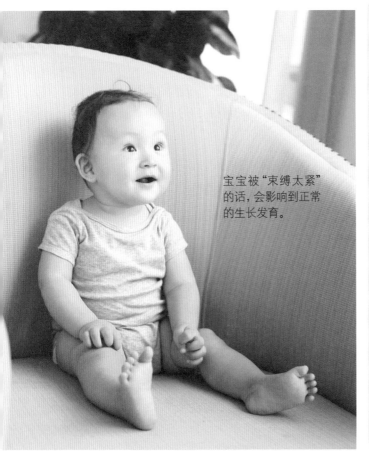

宝宝被"束缚太紧"的话，会影响到正常的生长发育。

❓ 能光着身子睡觉吗？

妈妈问：怕宝宝睡得不自在，就让宝宝光着身子睡觉，这种做法科学吗？

🔊 **听专家怎么说**：宝宝睡觉时应少穿衣服，但是不能不穿衣服，尤其是在冬季。新生儿睡觉时尽量用衣物裹着，如果不包好，宝宝很容易着凉。因为宝宝睡觉时很不安稳，往往会把被子踢开，不穿衣服的宝宝很容易受凉感冒，因此爸妈一定要给宝宝穿衣服睡，以防宝宝踢被子着凉。穿的衣服也不要太厚，以纯棉质的为主，透气性和吸汗性较好，使宝宝身体温暖干爽，睡得安稳。

❓ 夏季也穿长衣长裤？

妈妈问：生怕宝宝受到一点伤害，夏季也用长衣长裤把宝宝的每一寸肌肤都包住，这样做对吗？

🔊 **听专家怎么说**：在夏季，最好还是给宝宝穿上短袖，虽然宝宝的温控调节能力还没有完善，但抵抗力其实并没有许多新手爸妈想象中那么差，穿太长的衣服会适得其反。太长的衣物不利于宝宝的活动，而且会使宝宝觉得热而烦躁不安，因此宝宝的衣物要像大人一样跟随季节更换。

新衣服不洗就给宝宝穿

有时新买回来的衣服看起来很干净，而且没有什么异味，有些新手爸妈会不进行清洗就给宝宝穿上，这是非常不正确的做法。

一件衣服从生产到新手爸妈的手上，要经过下料、剪裁、缝制、包装、运输、批发、零售等环节，每个环节都有接触、感染到致病菌的可能，还会沾上一些肉眼观察不到的有害物质。而新生儿的身体免疫力较弱，接触这些有细菌或是含有害物的衣服，容易受到伤害，从而出现过敏、红疹、瘙痒等现象，所以新买回来的衣物一定要清洗晒干后再给宝宝穿。

此外，在给宝宝买衣服时应该选择稍大一点的，因为宝宝的衣服都是棉质的，过水洗涤后很容易缩水变小。如果衣服缩水变小，宝宝穿着过紧会不舒服，因此适当买大一些，会让宝宝穿着更舒适。

二手衣物不用消毒

随着二胎政策的全面落地，不少家庭也迎来了二胎。二手衣物又被爸妈重视了起来，虽然新妈妈会给宝宝准备新衣服，但是家里的老人们还是认为新的不如旧的穿着舒适，所以应该给宝宝准备一些旧衣物，最好都是穿旧的，舒服又经济。

确实如此，宝宝长得快，衣服也换得快，所以不少衣服都闲置，留给小一点的宝宝穿，似乎也是经济的做法。但是应注意，宝宝的贴身内衣不要用二手的，而且拿来的二手衣服要进行彻底的清洁和消毒后再给宝宝穿。

父母可用开水烫洗的方法给二手衣服消毒，也可用婴儿专用的消毒液清洗，最好清洗后在太阳下晒晒，这是更为安全有效的消毒方法。

二手的衣服一定要进行彻底清洁和消毒后再给宝宝穿。

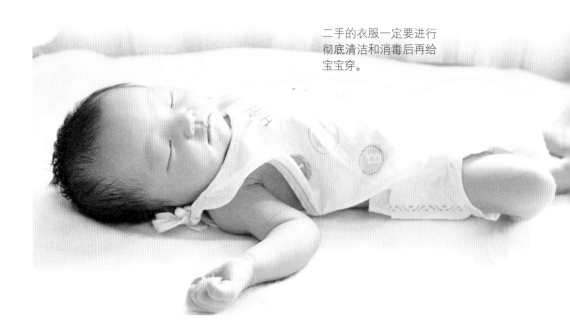

用除菌剂、漂白剂消毒

有些洗涤剂写着能除菌、漂白，很多新妈妈都会觉得，使用除菌剂或者漂白剂可以有效杀死细菌，从而给宝宝更好的保护。其实这样的做法是不可取的，因为这些除菌剂跟漂白剂一般很难漂洗干净，而且漂白剂含有化学成分，用漂白剂洗宝宝的衣服会伤害宝宝柔嫩的肌肤。新妈妈应该尽量选择宝宝专用的清洗剂，或者用天然的、刺激小的肥皂来清洗宝宝的衣物。

都穿分体衣服

宝宝拉尿是经常的事，有的新妈妈为了省事，觉得只换裤子更方便，就给宝宝穿上分体衣，清洗也不会很麻烦。可是新妈妈却忽略了一点，分开的衣服很容易在宝宝的挣扎中缩上去，露出肚脐和小肚子。宝宝的肚脐需要很细心地呵护，一旦受凉，可能引发肚脐感染，小肚子更是容易受凉。

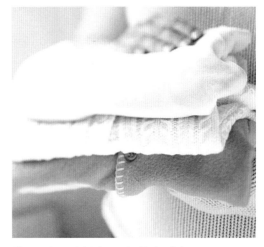

为了容易清洗，穿化纤制品

宝宝的神经功能尚未发育完善，容易兴奋，出汗比大人都要多。化纤织品的衣物，虽然易清洗，但是吸水性和透气性差，不但伤害皮肤，还会伤害细嫩的私处。一般来说，棉布类纺织品吸湿、透气、散热、柔软等性能均比化纤材质的好，不容易引起过敏性疾病。

宝宝四季穿衣要点

春季气温还不太稳定，新妈妈不要急于给宝宝减衣服，应根据气温的变化，随时给宝宝增减衣服。此外，春季给宝宝穿衣，最好多穿几件薄衣，保暖效果好，而且方便穿脱。

秋季，天气转凉，有的爸爸妈妈担心宝宝着凉，早早就关闭门窗，给宝宝添加衣服，减少户外活动了，但这样做反而对宝宝不利。宝宝穿得过多，容易出汗，导致毛孔大开，极易导致感冒。

在炎热的夏季，应给宝宝穿宽松、轻便的衣服，衣服能够遮住胸口和腹部，就能保证宝宝不受凉。女宝宝最好穿无袖的连衣裙；男宝宝最好穿短袖或背心，下身穿短裤。

冬季给宝宝穿衣不能只顾穿得够不够多、够不够暖，还要注意宝宝活动是否轻便，是不是利于穿脱和整理。建议穿一件保暖性好的内衣、一件棉质或羽绒马甲，外面穿一件棉袄或者羽绒外套。

新生儿疾病、不适与疫苗

新妈妈很难过的一关莫过于宝宝生病了。宝宝生病难受时没办法表达，只能通过哭声来告诉爸爸妈妈，新手爸妈恨不得替宝宝生病。那么在宝宝生病的时候，应该如何护理呢？如何给宝宝喂药呢？在宝宝出生后有哪些疫苗要接种呢？新妈妈一定要提前了解这些知识。

宝宝不舒服了

刚出生的宝宝太娇嫩，抵抗力太差，出现了某些不舒服的症状时，新手爸妈一定要冷静应对，学习正确的护理方法，让宝宝尽快康复、健康成长。

新生儿黄疸与感冒

新生儿基本都会出现黄疸，黄疸可以分为生理性黄疸和病理性黄疸，大部分新生儿都是生理性黄疸，所以新手爸妈不用过于担心。新生儿体质较弱，会出现感冒的症状，引起感冒的具体原因是什么？如何预防和应对新生儿感冒？新手爸妈不要焦虑，这节内容就会告诉你。

母乳性黄疸怎么办

如果确诊为母乳性黄疸，不必带着宝宝去医院诊治，母乳性黄疸不需要吃药。症状轻时可以继续吃母乳，重时应该停喂母乳，改喂配方奶粉。也可采取多次少量的方法喂养，或将母乳挤出，放到奶锅中煮到60℃，再凉至常温喂给宝宝喝，都可以有效避免黄疸加重。

黄疸未退能打乙肝疫苗吗

宝宝满月时要接种乙肝疫苗第2针，医生发现有些宝宝黄疸仍然未退。此时要分析，如果宝宝体重、身高增长理想，精神状态也好，大便为黄色，很可能为母乳性黄疸，可以暂停母乳3~5天。如果黄疸明显减退，就可以证实为母乳性黄疸，此时可以注射乙肝疫苗。如果宝宝精神状态不好，身高、体重增长不理想，很可能是其他器质性疾病引起的黄疸，建议爸爸妈妈带宝宝到儿科进一步诊治，而不要盲目给宝宝接种疫苗。

宝宝感冒了怎么办

宝宝由于免疫系统尚未发育成熟，所以更容易患感冒，特别是在冬春季节出生的宝宝。一般新生儿感冒将持续 7~10 天，有时可持续 2 周左右。咳嗽是最难消除的症状，它往往会持续几周。3 个月内的宝宝，一出现感冒的症状，就要立即带他去看医生，尤其是当宝宝发热超过 37.5℃（腋下温度）或有咳嗽症状时。

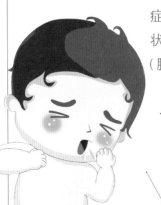

感冒症状。多为鼻塞流涕、打喷嚏、咳嗽、厌乳等。

感冒期间仍可洗澡。洗澡有清洁皮肤、消除汗液的作用，使宝宝感到舒服凉爽。

生理性黄疸

生理性黄疸的表现为：宝宝出生两三天后出现皮肤黄染，四五天达到高峰，轻者可见面部和颈部出现黄疸，重者躯干、四肢出现黄疸，大便色黄，尿不黄，偶尔可见轻度嗜睡和食欲差。正常新生儿 7~10 天黄疸消退，早产儿可能会延迟 2~4 周。新生儿生理性黄疸是一种由新生儿胆红素代谢产生的正常生理现象，新手爸妈不必过于担心。

病理性黄疸

病理性黄疸的表现为：如果黄疸的消退超过正常时间，或者退后又重新出现，均属异常情况，需要治疗。

但是如果宝宝出生后 24 小时内就出现黄疸，而且每天黄疸进行性加重，全身皮肤重度黄染，呈橘皮色，或者皮肤黄色晦暗，大便色泽变浅呈灰白色，尿色深黄，或者黄疸持续时间超过 2~4 周，就可能是病理性黄疸。

感冒的防治

1. 带着宝宝去医院，进行一些检查，了解感冒的原因。

2. 如果是合并细菌感染，医院会给宝宝开一些抗生素，一定要按时按剂量吃药。

3. 如果是病毒性感冒，则没有特效药，主要就是要照顾好宝宝，减轻症状，一般 7~10 天就能恢复。

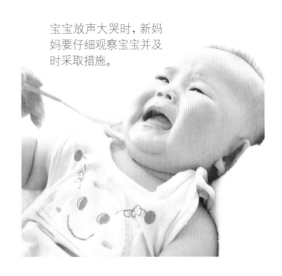

宝宝放声大哭时，新妈妈要仔细观察宝宝并及时采取措施。

新生儿高热惊厥、鼻塞与打嗝

再来一同了解一下新生儿发生高热惊厥、鼻塞与打嗝时，新手爸妈应如何应对。

高热惊厥的主要症状

惊厥多出现在发热开始后 12 小时内，在体温骤升之时，突然出现短暂的全身性惊厥发作，伴有意识丧失。惊厥持续几秒钟到几分钟，但不超过 10 分钟，发作后，神志清楚。

家庭急救措施

应迅速将患儿抱到床上，使之平躺，解开衣扣、衣领、裤带，可采用物理方法降温（用温水擦拭全身）。

将患儿头偏向一侧，以免痰液吸入气管引起窒息，并用手指甲掐人中穴（人中穴位于鼻唇沟上 1/3 处）。

小儿抽搐时，不能喂水、喂食，以免误入气管发生窒息或引起肺炎，可用裹布的筷子或小木片塞在患儿的上、下牙齿之间，以免其咬伤舌头并保障呼吸道通畅。进行家庭处理的同时应就近求治，在注射镇静剂及退热针后，一般抽搐就能停止。切忌长途跑去大医院，以免延误治疗时机。

怎样预防高热惊厥的发生

提高免疫力。加强营养、合理膳食，经常进行户外活动，以增强体质、提高抵抗力。

预防感冒。随天气变化适时添减衣服；尽量不要到公共场所、流动人口较多的地方去；如家人感冒，应尽可能与宝宝少接触；每天开窗通风，保持家中空气流通。

积极退热，这点最为重要

宝宝体温在 38.5℃以下时，可采用"温水擦全身、适当多喝水、清淡饮食、适度活动"的方式护理；体温在 38.5℃以上时，需药物退热。

首次发生高热惊厥后，有 30%~40% 的患儿可能会再次发作，因此新妈妈要严密观察其体温的变化，一旦达到 38℃以上，应积极退热（物理退热或口服药物退热），以防止惊厥再次发生。

鼻塞

　　如果感冒了引起鼻塞，不仅会使宝宝睡不好、哭闹，吃奶时也会有困难。在这个时候，妈妈可以通过以下护理方法帮助宝宝缓解鼻塞症状。

温湿毛巾敷：如果是因感冒等情况使鼻黏膜充血肿胀时，可用温湿毛巾敷于鼻根部，能起到一定的缓解作用。

药物滴鼻：如果效果不理想，可用 0.5% 麻黄素滴鼻子，每侧滴一滴。每次在吃奶前使用，以改善吃奶时的通气状态。每天使用三四次，次数不能过多，因为过多使用可能造成药物性鼻炎。

勤打扫卫生：为了减少家中的过敏原，爸爸妈妈要勤换床单，经常吸尘，这些方法可以减少宝宝鼻敏感的情况。

如果上述这些方法尝试过后，宝宝还是鼻塞严重，甚至发生青紫时，应该及时到医院就诊。

吸鼻器：新妈妈可以定期给宝宝使用吸鼻器吸走鼻涕和黏液，保持宝宝呼吸通畅。

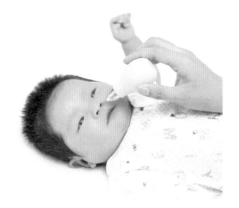

打嗝

　　宝宝打嗝的原因有很多，主要有吃完奶后肚子胀气、受凉、喂奶姿势不当、进食过急等原因。那么，应该怎么预防呢？

宝宝吃奶后要拍拍嗝再放下：因为宝宝在吸奶的时候，用力吸吮而吞入过量的空气，造成了肚子胀气现象。爸爸妈妈可以在宝宝喝完奶之后，竖着抱宝宝，让宝宝的头部靠在肩上，用空心掌轻轻地拍宝宝后上背的地方，竖着抱半个小时，然后再让宝宝躺下。

选择合适的喂奶时机：不要在宝宝过度饥饿及哭得很厉害的情况下喂奶，平时喂奶要在安静的环境中进行。

新生儿腹泻

宝宝消化功能尚未发育完善，由于在子宫内是母体供给营养，出生后需独立摄取、消化、吸收营养，宝宝消化道的负担明显加重，在一些外因的影响下很容易引起腹泻。

找出宝宝腹泻的原因

宝宝大便次数较多，特别是吃母乳的宝宝大便更多更稀一些，不一定不正常，有很多因素会造成宝宝腹泻，应该先找找原因，然后对症采取措施治疗腹泻。有些宝宝的腹泻是生理性的，可不必治疗，会随年龄的增长逐渐好转。

如果腹泻次数较多，大便性质改变，或宝宝两眼凹陷、有脱水现象时，应立即送医院诊治。根据医生安排，合理进行母乳的哺喂。

宝宝腹泻可能是病毒感染或细菌感染引起的，也有的宝宝可能是在治疗期间使用抗生素导致腹泻，还有可能是牛奶过敏等原因造成的，对于这些原因造成的腹泻，必须立即去医院诊治。

如果新妈妈判断不出来宝宝是生理性腹泻还是病理性腹泻，最好先去医院就诊，由医生判断，以免耽误病情，影响宝宝的健康。

如何判断宝宝是否腹泻

那么怎么判断宝宝是否腹泻了呢？大致从排便次数和大便形状上来做判断。

根据排便次数。正常的宝宝大便一般每天一两次，呈黄色糊状。腹泻时会比正常情况下排便增多，轻者 4~6 次，重者可达 10 次以上，甚至数十次。

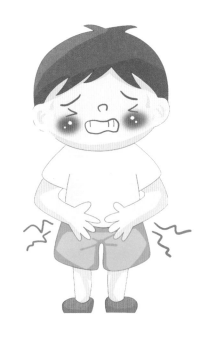

根据大便性状。如果为稀水便、蛋花汤样便、黏液便或脓血便，宝宝同时伴有吐奶、腹胀、发热、烦躁不安、精神不佳等表现，就是腹泻的症状。

宝宝腹泻时如何护理

腹泻的宝宝需要新妈妈的细心呵护，宝宝腹泻时的护理注意事项有如下几点：

隔离与消毒：接触生病宝宝后，应及时洗手；宝宝用过的碗、奶瓶、水杯等要消毒；衣服、尿布等也要用开水烫洗。

注意观察病情：记录宝宝大便、小便和呕吐的次数、量和性状，就诊时带上大便采样，以便医生检查、诊治。

外阴护理：勤换尿布，每次大便后用温水擦洗臀部。女宝宝应自前向后冲洗，然后用软布吸干，以防泌尿系统感染。

"攒肚"

一直大便很稀、便次很多的宝宝，慢慢变成每天大便一两次，继而两三天才拉一次大便，甚至七八天都不大便，小肚肚鼓鼓的，还总爱放屁，宝宝是便秘了吗?

宝宝出生 2 个月后，50%~60% 母乳喂养的宝宝都会"攒肚"。宝宝满月后，对母乳的消化、吸收能力逐渐提高，每天产生的食物残渣很少，不足以刺激直肠形成排便，最终导致了这种现象。"攒肚"是一种正常的生理现象，新妈妈不必过于担心。

调整小策略

注意调整饮食。如果宝宝每天大便次数减少，体重增加不理想，可为宝宝适当增加奶量，还可添加一点米汤，或在两餐奶之间喂一些白开水或菜水、果水等。

刺激肛门也有助于缓解症状。宝宝吃奶后 20~30 分钟，用油质外用药(如金霉素软膏)涂在宝宝肛门口，垫上软纸，轻轻推按肛门 10 次，每天 2 次，可促进排便。

坚持给宝宝按摩腹部

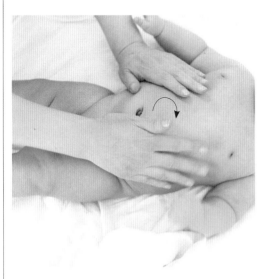

1 用手指轻轻摩擦宝宝的腹部，以肚脐为中心，由左向右旋转摩擦，按摩 10 次休息 5 分钟，再按摩 10 次，反复进行 3 回。

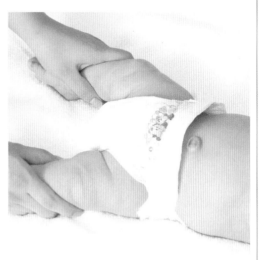

2 宝宝仰卧，抓住宝宝双腿做屈伸运动，即伸一下屈一下，共 10 次，然后单腿屈伸 10 次。帮助宝宝肠蠕动，有利于大便排出。

新生儿生痱子与湿疹、尿布疹

痱子是宝宝夏季常见的皮肤病。夏季气温高，室内通风差、穿衣服过紧、皮肤不清洁等原因造成汗液分泌多。若汗液蒸发不畅，导致毛孔堵塞，淤积在表皮汗腺内的汗液使汗腺内压力增加，造成汗腺扩张破裂，汗液外溢渗入周围组织，在皮肤下出现许多针头大小的丘疹，就形成了痱子。

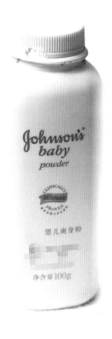

痱子的类型

红痱：多发于手背、肘窝、颈部、胸部、背部、腹部、臀部、头面部，为圆而尖形的针头大小密集的丘疹或丘疱疹，有轻度红晕，自觉轻微灼烧及刺痒感。

白痱：多发于颈部、躯干部，多数为针尖至针头大浅表性小水疱，无自觉症状，轻擦之后易破，干后有极薄的细小鳞片。

脓痱：痱子顶端有针头大浅表性小脓疱，常发生于褶皱部位，如四肢屈侧和阴部，宝宝头颈部也常见。脓疱内常无菌，但溃破后易感染病菌。

生痱子后的护理方法

1.用温开水定时擦洗患处。此法适用于刚出痱子时。注意一定要用温开水，也就是煮沸了的水凉至温。不能用温水，更不能用凉水，否则痱子会更严重。

2.金银花或者马齿苋煮水，放一些在宝宝的洗澡水里，或是纱布浸湿敷于患处。这个方法也可以用于治疗湿疹，效果也非常明显，一般擦洗三四次之后有一定缓解效果。

尿布疹发病原因

尿布疹是宝宝最常见的皮肤问题。宝宝皮肤非常娇嫩，出生后又离不开纸尿裤、尿布，如果更换不勤或洗涤不干净，尿液和大便的酸性代谢物质及尿布（或质量不好、材料粗糙的纸尿裤）长时间接触、刺激宝宝皮肤引起炎症，继发细菌或念珠菌感染后加重，就形成了尿布疹。有些宝宝患尿布疹与自身体质也有关。

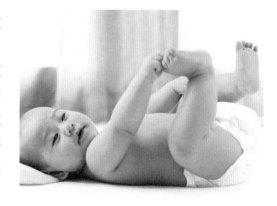

怎样预防宝宝生痱子

注意皮肤的清洁卫生，及时擦干宝宝的汗水，及时换下宝宝身上沾有汗渍的衣服，每天洗澡 1~3 次。

不要穿得过多，避免大量出汗。夏季的衣服材质是很重要的，夏季炎热，应选用吸水性好的薄棉布，而且衣服要宽松，透气性和吸湿性都要好。热量被散发出来，汗水被棉布衣服吸去，自然不易长痱子。

天气太热时避免带宝宝出门，以免被暑气灼伤，引起痱子。遇到气温过高的天气，可适当　　　　使用空调降低室内温度，同时注意通风。

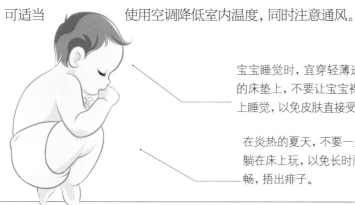

宝宝睡觉时，宜穿轻薄透气的睡衣，睡在透气的床垫上，不要让宝宝裸体躺在不透气的床垫上睡觉，以免皮肤直接受到刺激。

在炎热的夏天，不要一直抱着宝宝，尽量让宝宝躺在床上玩，以免长时间在大人怀中导致散热不畅，捂出痱子。

湿疹症状及预防措施

症状：在宝宝的脸、眉毛之间和耳后与颈下对称地分布着小斑点状红疹，有的还流有黏黏的黄水，干燥时则结成黄色痂。通常会有刺痒感，常使宝宝哭闹不安，不好好吃奶和睡觉，影响健康。

预防措施：

- 如果对婴儿配方奶粉过敏，可改用其他代乳食品。避免过量喂食，防止消化不良。
- 哺乳新妈妈要少吃或暂不吃鲫鱼、鲜虾、螃蟹等诱发性食物，可多吃豆制品等清热食物。不吃刺激性食物，如蒜、葱、辣椒等，以免加剧宝宝的湿疹。

尿布疹症状及预防措施

症状：尿布疹俗称"红臀"，多发生在与尿布接触的部位，如小屁股和会阴，表现为皮肤发红，继而出现红斑、水肿、丘疹，表面光滑、发亮、边界清楚，甚至继发细菌或念珠菌感染。

预防措施：

- 勤换尿布或纸尿裤。适当减少用尿布和纸尿裤的时间，让宝宝的小屁屁多透气通风。
- 每次大小便后及时清洁皮肤，并用清水冲洗干净。
- 可以经常给宝宝涂些护臀霜，也可用香油代替护臀霜。

好妈妈必知

很多新手爸妈都用痱子粉预防宝宝长痱子，其实痱子粉不能多用。痱子粉容易吸水，用得太多，不利于皮肤干爽，容易导致皮肤发红、糜烂。

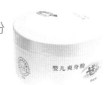

新生儿吐奶、溢奶与呛奶

发生吐奶、溢奶与呛奶的宝宝是怎么回事？学习了以下相关知识，新妈妈便不会再困惑、手忙脚乱了。

吐奶

宝宝吐奶严重有生理和病理两方面的原因。宝宝的胃容量小，食道肌肉的张力低，食物很容易吐出。也可能是感冒、便秘等引起，喂养姿势不对、喂奶过快、过早添加辅食等也是造成宝宝吐奶严重的原因。

一般而言，宝宝从半个月大时开始吐奶，一般在 2 个月大时最严重，3 个月大后慢慢减少吐奶的次数，宝宝半岁后吐奶现象就很少了。宝宝吐奶有些是喝了太多的奶，他会将多余的分量吐掉，有些是把吸入胃里的空气排出来的时候将奶带了出来。

宝宝吐奶怎么办

上身保持抬高的姿势。一旦呕吐物进入气管会导致窒息。因此在让宝宝躺下时，最好将浴巾垫在宝宝身体下面并保持上身抬高。如果宝宝躺着时发生吐奶，可以把宝宝的脸侧向一边。

吐奶后不要立即喂水。宝宝吐奶后，如果马上给宝宝补充水分，可能会再次引起呕吐。因此，最好在吐后 30 分钟左右用勺先一点点地试着给宝宝喂些白开水。

吐奶后，要多注意观察宝宝的状况。在宝宝躺着时要把宝宝的头部垫高，或者索性把宝宝竖着抱起来。吐奶后，宝宝的脸色可能会不好，但只要稍后能恢复过来就没有问题。另外，根据情况可以适当地给宝宝补充些水分。

要护理好吐奶的宝宝，尽量避免宝宝吐的奶从鼻子里出来。如果奶水从鼻子里出来，也应及时把宝宝抱起来，并清理宝宝鼻腔，使宝宝呼吸通畅。

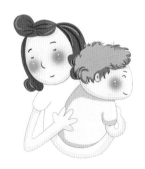

吐奶后，每次喂奶量要减少到平时的一半。等宝宝精神恢复过来，又想吃奶的时候再给宝宝喂奶，但每次喂奶量要减少到平时的一半左右，不过喂奶次数可以增加。在宝宝持续呕吐期间，只能给宝宝喂奶，而不能喂其他食物。

溢奶

每个宝宝都会出现溢奶，溢奶属于正常生理现象，因此新手爸妈不必太担心。宝宝出现溢奶，是由宝宝胃肠的生理结构和发育程度决定的。正常成人的胃都是斜立着的，并且贲门肌肉与幽门肌肉一样发达。宝宝的胃容积小，胃呈水平位，幽门肌肉发达，关闭紧，进入胃的食物不易通过；而贲门肌肉不发达，关闭松。因此，当宝宝吃完奶就变换体位，躺下的话，就会出现溢奶的现象。还有就是当宝宝吃得过饱或吞咽时有较多的空气咽下，也容易发生溢奶，但它对宝宝的成长并无影响。

宝宝溢奶怎么办

当看见宝宝溢奶时，爸爸妈妈会很心疼，下面就介绍几点有效防止宝宝溢奶的建议：

宝宝吃完奶后，不要马上让他躺下，最好是竖着抱起宝宝，轻拍后背，即可把咽下的空气排出来，也就是听见宝宝打嗝的声音。

每次喂完奶后，放宝宝睡觉时应尽量把宝宝的上半身抬高，这样可以减少溢奶。

宝宝吃奶后睡觉多采用侧卧位，可预防奶汁误吸入呼吸道，并由此引起窒息。但是为了预防宝宝睡歪头型，应采取左右轮换的方式。

呛奶

呛奶现象通常在1岁之前发生。这个时期的宝宝咽喉软骨发育尚未成熟，控制力较差，很容易发生呛奶。如果呛奶抢救不及时，很容易造成宝宝严重窒息。

宝宝胃容量较小，如果喝太多奶或喝完奶后未排气就容易呛奶；奶嘴的孔洞较大，通过奶嘴的奶水量太多；喝奶姿势不正确；当宝宝感冒时，因呼吸道有感染，使得鼻子呼吸状况不顺畅、吞咽不协调；有胃食管逆流的宝宝都容易呛奶。遇到宝宝呛奶，一定不要慌张，按照正确的步骤操作，即可避免事故的发生。

宝宝呛奶怎么办

当宝宝发生呛奶时，爸爸妈妈要马上采取头俯侧身位，并轻轻拍打宝宝的背，将吸入的奶汁排出。同时还要注意仔细观察宝宝是否有精神不振、痛苦的表现，如果有，则需要及时就医。

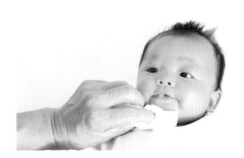

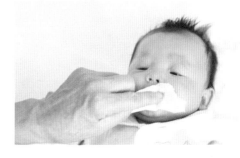

新生儿便秘、胀气与肠套叠

便秘

新生儿发生便秘的情况不是非常多，但新生儿早期有胎粪性便秘，这是因为胎粪稠厚，积聚在结肠和直肠内，使得排出量很少，产后 72 小时还尚未排完，表现为腹胀、呕吐、拒奶。

对于这种类型的便秘，爸爸妈妈可在医生指导下使用开塞露刺激。胎粪排出后，症状就会消失不再复发。如果随后又出现腹胀这种顽固性便秘，要考虑是否患有先天性巨结肠症。

新生儿便秘容易发生在人工喂养的宝宝身上。如果排便并不困难，并且大便也不硬，新生儿精神好，体重也增加，这种情况就无须处理；如果排便次数明显减少，每次排便时还非常用力，并在排便后可能出现肛门破裂、便血，则应积极处理，及时到医院诊治。

千万不可自行用泻药，因为泻药有可能导致肠道的异常蠕动而引起肠套叠，如不及时诊治，可能造成肠坏死，严重时还会危及生命。

胀气

常见的宝宝胀气，是因为其消化系统还未发育完全，不容易像成人以打嗝或放屁的方式排空，堆积在腹部就形成了胀气。有时宝宝刚吃完奶就会哭闹，这是因为宝宝在吃奶的同时也吸进了一些空气，从而引起胀气。解决胀气的方式就是拍嗝。

分段拍嗝效果好

拍嗝的姿势是把手弓成空碗状，抱好宝宝，在宝宝的背部由下往上轻拍。让宝宝维持 30°~45° 的倾斜，不要完全平躺。如果宝宝已经大到可以坐着，维持 90° 坐在妈妈腿上也可以。由于拍嗝大都是在宝宝喝完奶后进行，因此力道要拿捏好，若拍太重反而会溢奶。

拍嗝需要掌握正确的时间。新妈妈应尽量利用喂奶过程中的自然停顿时间来给宝宝拍嗝，比如宝宝放开奶嘴或换吸另一侧乳房时。喂奶结束后，也要再次给宝宝拍嗝。

由于宝宝吐出空气时，可能会同时吐出一点喝下去的奶，因此，新妈妈要在手边随时准备一块布或毛巾，避免弄脏自己的衣服。喂完奶不要马上将宝宝竖抱起来，可先让宝宝平躺，新妈妈开始从 1 数到 20，然后再把宝宝抱起来拍嗝。这样拍嗝更有效，会很快将气体排出。

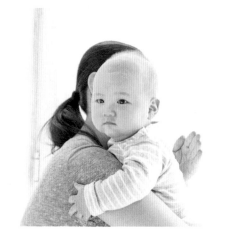

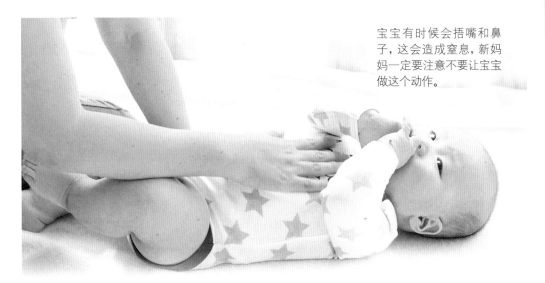

宝宝有时候会捂嘴和鼻子，这会造成窒息，新妈妈一定要注意不要让宝宝做这个动作。

肠套叠

宝宝突然不明原因地哭闹一阵，过后又安然无事，但过一会儿又放声大哭。面对这种情况，很多新手爸妈都会认为是宝宝饿了或者在玩耍。但4~12个月的宝宝出现此症状时，要警惕肠套叠，并应速带其就医。

什么是肠套叠

肠套叠是指部分肠管及其相应的肠系膜套入邻近肠腔内所形成的一种特殊类型的肠梗阻，是婴幼儿时期最常见的一种急腹症。常见于2岁以内宝宝，尤以4~12个月的宝宝最多见。肠套叠随着年龄的增长发病率逐渐降低，且男女比例为3:1或4:1，春末夏初为发病高峰。

发病症状

阵发性腹痛：宝宝哭闹3~5分钟，间歇10~15分钟，疼痛时屈膝缩腹，面色苍白，手足悸动，出汗。

呕吐：开始是反射性的，呕吐物主要为乳汁、乳块等物，以后的呕吐物可能带有黄绿色胆汁，一两天后呕吐物可能带有臭味。

血便：多于发病后6~12小时出现，是本病特征之一，常为暗红色果酱样便，亦可为新鲜血便或血水，一般没有臭味。

腹部肿块：多数可在右上腹或腹部中间摸到肿块，呈腊肠样，光滑而不太硬，略带弹性，可稍活动，有压痛感。

早发现最重要

肠套叠没有办法在家中处理，作为爸爸妈妈，最重要的是能够早发现、早治疗。如果早期就诊，多数患儿可经结肠充气或钡剂落肠治愈，方法简便，效果显著，患儿无痛苦。

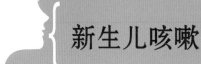

新生儿咳嗽

咳嗽是很多宝宝都会出现的一个症状，如果咳嗽较频繁就要引起重视并及时治疗。引起宝宝咳嗽的原因有很多，新手爸妈要判断宝宝是干咳还是带痰咳，不能盲目地照顾宝宝。

宝宝咳嗽先找原因

冬季是宝宝咳嗽的高发期，而宝宝咳嗽的原因有很多，如冷空气刺激、呼吸道感染和过敏等，因此最好针对宝宝咳嗽的原因来护理，必要时带宝宝去医院就诊。新手爸妈可不要乱用药，在给宝宝使用止咳药和抗生素之前，必须咨询医生，并严格按照医生建议的方法和剂量来给宝宝服用。

听专家怎么说帮宝宝排痰

宝宝不会吐痰，即使痰液已咳出，也只会再吞下。大量痰液堆积在呼吸道内，致使肺部肺叶坍塌，滋生细菌，严重者还会出现胸闷、呼吸困难的现象。因此，新妈妈应及时帮助宝宝排痰。

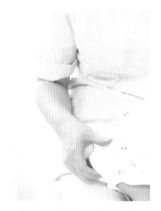

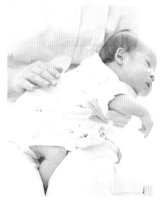

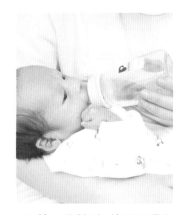

1 在宝宝剧烈咳嗽时，或是进食后2个小时，让宝宝横向俯卧在新妈妈的大腿上，用腿夹住宝宝的腿，一只手托住宝宝的颈部。

2 拱起手背，由下向上、从外到内给宝宝拍背。手劲要适度，能感觉到宝宝背部有震动就可以了。

3 拍5分钟后，给宝宝喂点温开水，补充水分。温开水可以提前准备好。在给宝宝喝水之前，新妈妈应先用手腕试一下温度。

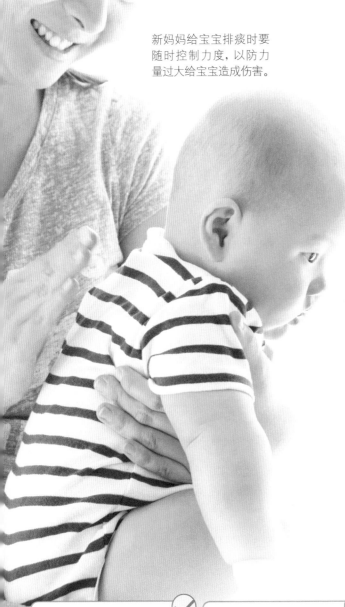

新妈妈给宝宝排痰时要随时控制力度，以防力量过大给宝宝造成伤害。

百日咳重在预防

百日咳是由百日咳杆菌引起的一种小儿常见的急性呼吸道传染病，开始症状类似感冒，除咳嗽外，可有流鼻涕、打喷嚏、轻度发热。当其他症状消失时，咳嗽加重，夜里更重。咳嗽剧烈时，可有大小便失禁、面红耳赤、涕泪交流、头向前倾、张口伸舌、唇色发紫或发青、呕吐等症状。五六周后病情会慢慢减轻，大约3个月以后才能逐渐好转。预防方法如下：

1. 注射百白破三联疫苗，可以有效预防。

2. 注意居室环境，开窗通风，保持空气流通。

3. 在疾病流行期间，避免宝宝接触百日咳患者以防感染。

Tips：家长在照顾宝宝的时候要有耐心，可以通过给宝宝讲故事、唱儿歌等来转移孩子的注意力，这样也可以减少咳嗽发作。

水蒸气止咳法

在宝宝咳嗽剧烈时，让宝宝吸入水蒸气。潮湿的空气有助于缓解宝宝呼吸道黏膜的干燥，湿化痰液，平息咳嗽。不过，新手爸妈可千万要小心，注意水温，水蒸气也应避免对着宝宝的口鼻直吹，防止烫伤宝宝。

Tips：新手爸妈可以抱着宝宝在充满水蒸气的浴室里坐5分钟，对平息宝宝咳嗽有一定帮助。

先找有痰部位

用耳朵靠近宝宝胸部，仔细听他的呼吸声，待听到有杂声时，那就是痰的位置。如果新手爸妈听不出来，可以先带宝宝看儿科医生，在确定痰液的位置之后，再为宝宝排痰。

不抽痰

有些新手爸妈看到宝宝咳嗽排痰很难受，就想要通过抽痰的方式来缓解宝宝的症状，但是抽痰的作用是有限的，痰液仍会一直分泌，无法减少宝宝不舒服的感觉，反而折腾宝宝。

新生儿肠绞痛与脐炎

婴儿肠绞痛是指有些宝宝会出现突然性大声哭叫,可持续几小时,也可阵发性发作。而新生儿脐炎是指新生儿脐残端的细菌性感染。

肠绞痛

发病症状

宝宝哭时面部渐红,口周苍白,腹部胀而紧张,双腿向上蜷起,双足发凉,双手紧握,抱哄、喂奶都不能缓解,最终以哭到力竭、排气或排便而停止。

这是婴儿肠绞痛,是由于宝宝肠壁平滑肌强烈收缩或肠胀气引起的疼痛,是小儿急性腹痛中最常见的一种,常常发生在夜间,多发生于 3 个月以内的宝宝,并多见于易激动、兴奋、烦躁不安的宝宝。

发病原因

1.宝宝吃奶、哭闹时吸入较多空气,气泡在肠内移动,致腹痛。

2.宝宝吃奶太急或者是吃得过饱,使胃过度扩张引起不适。

3.饥饿时,宝宝阵阵啼哭引起胃肠痉挛;牛奶过敏等原因也会诱发肠绞痛。

预防与治疗

婴儿肠绞痛目前没有有效的预防方法,但是在护理宝宝的过程中,还是需要注意一些细节,以免因为养护不当而造成宝宝肠绞痛。

1.母乳喂养的宝宝,新妈妈在饮食上需忌口,不吃辛辣味重、寒凉刺激性食物,以免影响乳汁的质量;人工喂养的宝宝,冲调奶粉温度一定要适宜,避免太热或太凉,刺激宝宝的肠胃。

2.适当给宝宝补充益生菌,保持菌群功能平衡,抑制有害菌引起的异常发酵,帮助胃肠消化。

紧急处理

当宝宝肠绞痛发作时,应将宝宝竖着抱起来,让他的头伏于新妈妈肩上,轻拍背部排出胃内过多的空气,并用手轻轻按摩宝宝腹部。另外,也可用布包着热水袋放置于宝宝腹部,缓解肠痉挛。但是要注意热水袋温度不宜过高,以免烫伤宝宝。如宝宝腹胀严重,则用小儿开塞露进行通便排气,并密切观察宝宝。如有发热、脸色苍白、反复呕吐、便血等现象则应立即到医院检查,不可耽搁诊治时间。

脐炎

宝宝出生后，脐带结扎会使腹腔与外界直接相通的通道被堵塞。所剩下的 2 厘米左右的脐带残端一般在出生后一周左右脱落，脱落的时间早晚因不同的结扎方法稍有差别。但在脐带脱落前，脐部易成为细菌繁殖的温床，导致发生新生儿脐炎，此时细菌可能侵入腹壁，进而进入血液，引起新生儿败血症。

如何判断是否患脐炎

从外观上看，起初宝宝脐部与周围组织有发红肿胀，肚脐中间发红、潮湿，有黏性或脓性分泌物，闻起来有臭味。患急性脐炎的宝宝，还常伴有厌食、呕吐、发热等表现。

感染金黄色葡萄球菌等细菌是导致新生儿脐炎的主要原因，细菌还可以通过肚脐这个门户进入血液，引起新生儿败血症。

预防措施

预防宝宝脐炎最重要的是做好断脐后的护理，保持宝宝腹部的清洁卫生，具体护理方式如下：

保持宝宝脐部干燥。宝宝脐带脱落之前，不要把宝宝放在水盆中洗澡，最好采用擦浴的方式，因为将脐带浸湿后会导致延期脱落且易感染。

给宝宝选择质地柔软的衣裤，减少脐带部位摩擦。选择宽松的棉麻质地的长款连体衣可有效减少上衣下摆对肚脐部位的摩擦，也可用护脐肚兜保护脐带。

尿布不宜过长，不要盖住脐带，避免尿湿后污染伤口，有条件可用消毒敷料覆盖保护脐部。同时可以用 75% 的酒精擦脐部，每日 4~6 次，促进脐带及早干燥脱落。

不要用脐带粉和甲紫，因为粉剂撒在肚脐局部后与分泌物粘连成痂，影响伤口愈合，也增加感染机会，而甲紫只能起到表面干燥的作用。

脐带脱落后，如果脐窝处仍有分泌物、脐带根部发红或伤口不愈合、脐窝湿润，应立即进行局部处理，可用 3% 的过氧化氢冲洗局部两三次后，用碘酊消毒。脐带周围被碘酊涂着处可用 75% 的酒精脱碘，以免妨碍观察周围皮肤颜色。

宝宝洗澡后涂爽身粉时，应注意不要落到脐部，以免长期刺激形成慢性脐炎。如不慎将爽身粉落在宝宝脐部，应及时清理干净。

新生儿生病护理误区速查

宝宝都较容易生病，几乎每个宝宝都面临着这样的问题，但对于新手爸妈来说，预防、护理患病宝宝确实有困难，还容易走入护理误区。

有些疾病已经绝迹，是不是就可以不接种疫苗了

由于免疫接种的实施，有一些传染性疾病在某一地区或国家的发生率可能降到了非常低的水平，但这并非意味着传染那些疾病的细菌及病毒已经绝迹，在世界上的其他国家或地区可能还很普遍，旅游者可能会将这些病菌带过来，很快得到蔓延。如果周围的人群都接种了疫苗的话，那么感染上传染病的概率就会降低。

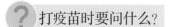

听专家怎么说宝宝打疫苗与疾病护理问题

宝宝生病，很多新手爸妈是既心疼又无助，在护理时也会小心翼翼。为了把宝宝护理得更好，下面就跟随着专家的答疑，避开一些常见误区。

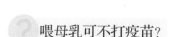

❓ 打疫苗时要问什么？

妈妈问： 每次都按部就班地打疫苗，也没想过要问什么问题，可每次都能看到其他人一再与医生确认，她们在问什么？

🔊 **听专家怎么说：** 其实只要学会"4问"，就可以快速读懂接种知情告知书，让宝宝的接种更安心，这种疫苗预防什么病？这种疫苗有什么禁忌证？这种疫苗接种后可能会发生什么不良反应？除了这种疫苗，还有没有其他选择？

❓ 打过疫苗就不生病？

妈妈问： 宝宝接种过疫苗就不会生病了吗？

🔊 **听专家怎么说：** 疫苗能有效保护宝宝，这一点毋庸置疑，但是为了使疫苗安全，生产疫苗所使用的病毒或细菌都被灭活或减毒，没有一种疫苗的保护率是 100% 的，大多数常规使用的疫苗保护率在 85%~95%。由于不同宝宝存在个体差异，因此不能保证所有人都能获得免疫力。不过绝大多数宝宝都能接种成功。

❓ 喂母乳可不打疫苗？

妈妈问： 母乳喂养的宝宝是不是更健康？是不是就可以不打疫苗了？

🔊 **听专家怎么说：** 母乳中存在一定的免疫球蛋白，可增强宝宝的体质，提高宝宝的免疫力，但并不是说母乳喂养的宝宝就不用接种疫苗了。因为母乳并不能像疫苗一样可以预防某些特定的传染病，母乳喂养的宝宝可能会较少患感冒，但并不能预防脊髓灰质炎、百日咳等疾病。

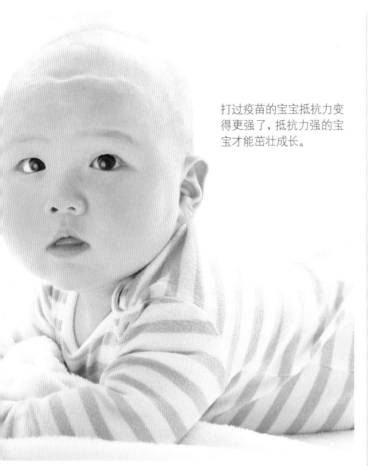

打过疫苗的宝宝抵抗力变得更强了，抵抗力强的宝宝才能茁壮成长。

给宝宝接种完疫苗有哪些注意事项呢

给宝宝接种完疫苗有哪些注意事项呢？

1. 接种之后当天不能洗澡。所以新妈妈们在带宝宝打疫苗的前一天就要给宝宝做好清洁工作。

2. 接种完后要留院观察30分钟。新妈妈们千万不要觉得麻烦，如果宝宝还小，建议带上推车或者腰凳，这样可以解放新妈妈的双手。而秋冬季节，带一条小包被或者毯子也是必要的，避免宝宝睡着着凉。

3. 接种后，建议让宝宝多喝水，多休息，不带宝宝去人多的地方，以免感染细菌。

4. 接种后，宝宝要避免剧烈活动，家长要注意观察宝宝的反应。如果宝宝有轻微发热反应，一般在1~2天就会好；如果反应加重，应请医生处理。

Tips：有些宝宝接种疫苗会产生过敏反应，严重者会休克。所以接种时一定要慎重，把宝宝平时的过敏情况反映给医生，由医生准备好再接种。

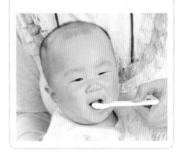

❓ 漏服药物要补喂吗？

妈妈问： 宝宝吃药时，在用量上一直很谨慎，如果有漏服药物的现象，还要补喂吗？

🔊 **听专家怎么说：** 不需要补喂了，因为往往新手爸妈发现漏喂的时候，已经过去了一段时间，甚至已经接近下次喂药时间了，这时再给宝宝补喂，宝宝吸收的药量就会增加，很容易使喂药量超出药物的安全用量范围，易产生危险。

❓ 肺炎后需要捂？

妈妈问： 宝宝得了肺炎后，是不是要一直关着窗户，只让宝宝蒙着被子？

🔊 **听专家怎么说：** 其实这样做对宝宝身体恢复没有好处。肺炎是一种呼吸道疾病，保持室内空气流通，可减少空气中的致病细菌。阳光中的紫外线还有杀菌作用，因此应勤开窗户通风才有助于宝宝恢复健康。患儿的衣物、被子都不要太厚，过热会加重呼吸困难，让宝宝更加不舒服。

新生儿用药要科学

爸爸妈妈都希望宝宝健康成长，当宝宝稍有不适时，相信爸爸妈妈都会紧张。那么，如果家里准备一个小药箱，备一些小儿常用药，在面对生病的宝宝时，就不用那么慌张了。

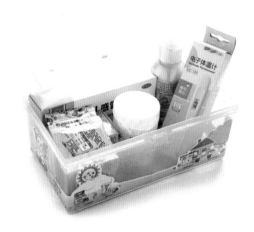

宝宝小药箱

新妈妈可以为宝宝准备一个小药箱，并配备下列药物和医疗器械，在宝宝出现不适的时候，就可以应急。

内服药。包括退热药，如宝宝退热片、百服宁糖浆等；感冒药，如宝宝感冒冲剂、宝宝清咽冲剂等；助消化药，如宝宝化食丸等。

外用药。包括75%的酒精、创可贴。医疗器械，包括温度计（腋下用）、小剪刀、镊子、消毒棉棒、纱布、脱脂棉、绷带等。

正确使用外用药。酒精（乙醇）为家庭常备消毒剂，常用浓度为75%，这样才能达到杀菌消毒的目的。用药后要及时盖上盖子密封，要观察宝宝有无皮肤过敏现象。

宝宝用药要注意。注意所保存的药品的出厂日期和失效期，若发现药片变色、药液浑浊或沉淀、中药丸发霉或虫蛀等，应丢弃不用。

吃药和打针

宝宝生病了，很多新妈妈认为"打针比吃药效果好，而且快"，于是纷纷要求给宝宝打针治疗。其实，选择吃药还是打针，应根据宝宝的病情做决定，同时寻求医生的帮助。打针确实比吃药退热快，但是并不是所有的病情都适合通过打针来进行治疗的，新妈妈最好详细咨询医生的建议。如果病情比较轻微，通过吃药就可以治疗的话，那么建议不要通过打针来治疗；如果病情严重的话，只能通过打针，那么这时才考虑用打针进行治疗。

常见的一般性婴幼儿疾病都是比较容易通过吃药解决的，如肠炎、痢疾等消化道疾病。药物通过口服进入胃肠道，能较快生效并且保持有效的浓度，从而达到很好的治疗效果。这种情况下，新妈妈最好让宝宝通过吃药的形式来治疗疾病，尽量少选择打针。如果宝宝的病情实在是比较严重，非得立刻进行打针的话，尽量到正规医院去打针。

怎样给宝宝喂药

　　"良药苦口"，年轻的爸爸妈妈在给宝宝喂药时，常常手忙脚乱、束手无策。到底该怎样给宝宝喂药呢？

　　喂药的时间有规律：吃奶前半小时至1小时，宝宝的胃已排空，有利于药物吸收，还可避免服药后呕吐。但对胃有强烈刺激作用的药物，须在宝宝进食1小时后服用。

　　宝宝又哭又闹不愿吃药，可将宝宝的头固定，用拇指和食指轻轻捏住双颊，使宝宝张开嘴巴，用小匙紧贴嘴角，压住舌面，让药液从舌边慢慢流入，待宝宝吞咽后再把小匙取走。

　　准备工作要做好：喂药时，先给宝宝戴好围嘴，准备好卫生纸或毛巾，然后仔细查看好药名和剂量。药液要先摇匀，粉剂、片剂要用温开水化开，调匀。

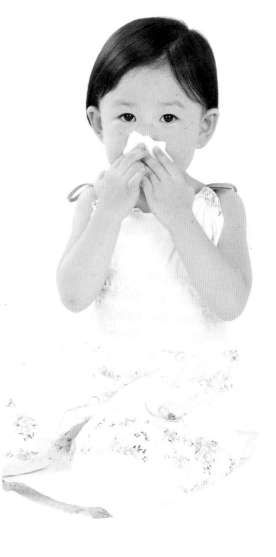

　　给宝宝喂药注意事项：准备好的药物应放在宝宝拿不到的地方，以免被宝宝打翻。禁止在宝宝哭闹时喂药或捏着鼻子灌药，这样做容易把药和水呛入气管，引起窒息。

　　给宝宝喂药应抱起宝宝，取半卧位，用滴管或塑料软管吸满药液，将管口放在宝宝口中，每次以小剂量慢慢滴入。等宝宝咽下后，再继续喂药。若发生呛咳，应立即停止喂药，抱起宝宝轻拍后背，以免药液呛入气管。

四季防病护理要点

春季护理

　　春季是万物复苏的季节，但是春季也是一年中气候变化无常的季节。很多微生物开始繁殖，容易感染病毒、细菌，患过敏的机会随之增多。在春季，宝宝易受风寒，还容易出现呼吸道感染。所以，如果宝宝是在春季出生，一定要做好护理工作。

❥ 初春时，室外温度还非常低，尽量不要带宝宝去户外，以免受风寒，着凉感冒。

❥ 春季温度还很低，千万不要过早给宝宝减衣物。"春捂"的意思就是在春天要适当多穿点衣服，不应该过早给宝宝减衣服。但是不能捂太多，以免造成脱水热，宜定时给宝宝量体温。

❥ 晚春带宝宝去晒太阳时，也应选择天气晴朗、室外温度高的时段。注意每次户外活动时间应控制在 5 分钟左右。

夏季护理

　　夏季气温高，气候湿热或者干燥，不但新妈妈的月子难熬，宝宝的护理也格外棘手。此时护理宝宝需要注意以下几点：

❥ 要注意室温。由于宝宝体温调节功能不完善，因此房间室温最好保持在 22~24℃。通风要良好，只要不直接被"穿堂风"吹到，一般不会着凉。

❥ 要注意皮肤护理。每天用温水洗澡一两次，用软毛巾擦干颈、腋及皱褶等部位后，可在这些部位抹上少许爽身粉。

❥ 要消灭室内的蚊蝇。宝宝是蚊蝇最容易"欺负"的对象。

❥ 不要让宝宝过分哭闹。过分哭闹会使体温升高和出汗，还极易长痱子或皮肤脓疮。

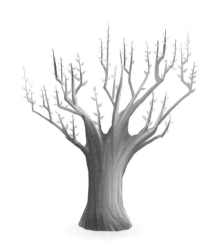

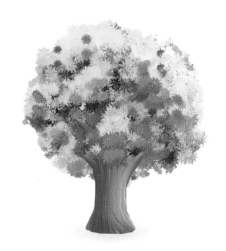

秋季护理

进入秋季后，气候变得干燥，宝宝最容易上火。宝宝一旦上火就会出现皮肤干燥，或者发生湿疹、口干、腹胀、便秘、烦躁、易哭闹等现象。建议母乳喂养的新妈妈适当多饮水，多吃新鲜蔬菜和水果，忌食辣椒等辛辣食物；人工喂养的宝宝，在两顿奶之间，给宝宝补充适量的白开水。

▶ 不要见凉就捂。天气刚刚见凉，就把宝宝捂起来，宝宝的呼吸道对寒冷的耐受性就得不到锻炼。寒冷来临，即使足不出户，也容易患呼吸道感染，要利用这个季节提高宝宝体质。爸爸妈妈要有意识地锻炼宝宝的耐寒能力，增强呼吸道抵抗力，使宝宝安全度过肺炎高发季节。

▶ 预防秋季疾病。秋季腹泻起病急，初期常伴有感冒症状，如咳嗽、鼻塞、流涕，半数患儿还会发热（常见于病程初期），一般为低热，很少高热。在家庭护理中，预防脱水是最重要的环节。

冬季护理

冬季寒冷，对宝宝来说，更应得到爸爸妈妈特殊的关爱和照顾。在日常的护理当中，新手爸妈应该注意以下几点：

▶ 注意保暖。由于宝宝体温调节中枢发育不完全，体温调节功能差，而宝宝的体温应该保持在 36.5℃ 左右为宜，如果温度过高，可能导致宝宝出现发热、脱水热等现象，应及时给他补充水分。

▶ 保持空气流通。新鲜的空气对新妈妈和宝宝都很重要。如果房间密不透风，会使屋内的空气变得污浊，这对母婴健康都是很不利的，因此冬天也要每天定时开窗。

▶ 坚持母乳喂养。冬天是呼吸道感染等多种疾病的多发时期，而母乳中含有的抗体能帮助宝宝抵御疾病的侵害，因此冬季一定要坚持母乳喂养。

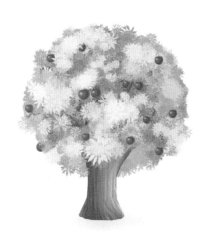

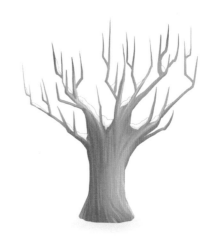

新生儿的免疫接种

新生儿从母体来到这个大千世界，此时免疫功能尚且不足，对一些疾病缺乏抵抗能力。为了让宝宝健康成长，对此爸爸妈妈要遵医嘱，及时做好宝宝的免疫接种措施。

计划内疫苗接种具体时间表

计划内免疫所涉及的传染病，不仅在各地普遍流行，无论健康宝宝还是体质虚弱的宝宝均易感染，而且传染性极强，致死率、致残率极高。各地计划内疫苗的接种程序因传染病的流行情况而有些不同，以下是北京市的疫苗接种程序。

宝宝疫苗接种一览表

年龄	卡介苗	乙型肝炎疫苗	脊髓灰质炎疫苗	无细胞百白破疫苗	麻风二联疫苗	甲型肝炎疫苗	麻风腮疫苗	乙脑减毒疫苗	流脑疫苗
出生	●	●							
1月龄		●							
2月龄			●						
3月龄			●	●					
4月龄			●	●					
5月龄				●					
6月龄		●							●
8月龄					●				
9月龄									●
1岁								●	
18月龄			●			●	●		
2岁						●		●	
3岁									● A+C
4岁			●						
6岁				●白破			●		
小学四年级									● A+C
初中一年级		●							
初中三年级				●白破					
大一学生				●白破					

疫苗接种注意事项

疫苗接种前

带好《儿童预防接种证》，这是宝宝接种疫苗的身份证明。

如果有什么禁忌和慎用，让医生准确地知道，以便保护好宝宝的安全。

准备接种前一天给宝宝洗澡，当天最好穿清洁宽松的衣服，便于医生接种。

如果宝宝有不适，患有结核病、急性传染病、高热惊厥、肾炎、心脏病、湿疹、免疫缺陷病及皮肤敏感者等需要暂缓接种。

疫苗接种后

用棉签按住针眼几分钟，不出血时方可拿开棉签，不可揉搓接种部位。

要在接种场所休息观察30分钟左右，如果出现不良反应，可以及时请医生诊治。

接种后让宝宝适当休息，多喝水，注意保暖，以防诱发其他疾病。

接种疫苗的当天不要给宝宝洗澡，以免宝宝因洗澡而受凉患病。

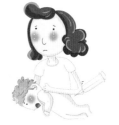

接种疫苗后如果出现轻微发热、食欲缺乏、烦躁、哭闹的现象，不必担心，这些反应一般几天内会自动消失。

但如果反应强烈且持续时间长，就应立刻去医院就诊。

一些计划外疫苗也可接种

流感疫苗

对于7个月以上，患有哮喘、先天性心脏病、慢性肾炎、糖尿病等抵抗疾病能力差的宝宝，一旦流感流行，容易患病并诱发旧病发作或加重，应考虑接种。

肺炎疫苗

肺炎是由多种细菌、病毒等多种原因引起的，单靠某种疫苗预防效果有限，一般健康的宝宝不主张接种。但体弱多病的宝宝，应该考虑选用。

水痘疫苗

如果宝宝抵抗力差应该接种水痘疫苗；对于身体好的宝宝可选择性接种，不接种的理由是水痘是良性自限性"传染病"，即使宝宝患了水痘，产生的并发症也很少。

但幼儿园一般会要求宝宝入园前接种水痘疫苗。

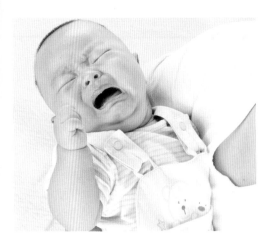

卡介苗

卡介苗的接种，可以增强人体对结核病的抵抗力，预防肺结核和结核性脑膜炎的发生。当患有开放性肺结核的病人咳嗽和打喷嚏时，容易将结核杆菌散布到空气中，如果被没有抵抗力的宝宝吸入体内，就会造成感染，并可能发展为肺结核。目前，我国采用活性减毒疫苗为新生儿接种。接种后的宝宝对初期症状的预防效果达80%~85%，可以维持10年左右的免疫力。

接种时间：出生满24小时以后，第1针。

接种部位：左上臂三角肌中央。

接种方式：皮内注射。

禁忌：当宝宝患有高热、严重急性症状及免疫不全、出生时伴有严重先天性疾病、低体重、严重湿疹、可疑的结核病时，不应接种疫苗。

注意事项：接种后10~14天在接种部位有红色小结节，小结节会逐渐变大，伴有痛痒感，4~6周变成脓包或溃烂，此时爸爸妈妈不要挤压和包扎。溃疡经两三个月会自动愈合，有时同侧腋窝淋巴结肿大。如果接种部位发生严重感染，应及时请医生检查和处理。

乙型肝炎疫苗

乙型肝炎在我国的发病率很高，慢性活动性乙型肝炎还是造成肝癌、肝硬化的主要原因。如果怀孕时母亲患有高传染性乙型肝炎病，那么宝宝出生后的患病可能性达到90%，所以让宝宝接种乙肝疫苗是非常必要的。目前，我国采用安全的第二代基因工程疫苗，出生24小时后，为每一个宝宝常规接种。

接种时间：出生满24小时以后注射第1针，满月后注射第2针，满6个月时注射第3针。

接种部位：手臂上部外侧。

接种方式：肌内注射。

禁忌：如果宝宝是先天畸形及严重内脏功能障碍者，出现窒息、呼吸困难、严重黄疸、昏迷等严重病情时，不可接种。早产儿在出生1个月后方可注射。

注意事项：接种后局部可发生肿块、疼痛。少数伴有轻度发热、不安、食欲减退等症状，这些症状大都在两三天内消失。

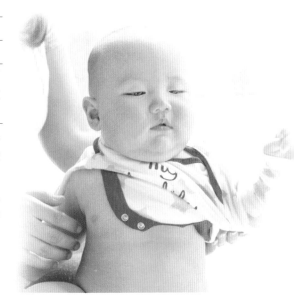

百白破疫苗

百日咳、白喉、破伤风混合疫苗简称百白破疫苗，它是由百日咳疫苗、精制白喉和破伤风类毒素按适量比例配制而成，用于预防百日咳、白喉、破伤风 3 种疾病。

接种时间：基础免疫，出生满 3 个月以后接种第 1 针。连续接种 3 针，每针间隔时间最短不得少于 28 天。加强免疫，在 1.5~2 岁时再用百白破疫苗加强免疫 1 针，7 周岁时用精制白喉疫苗或精制白破二联疫苗加强免疫 1 针。

接种部位：12 月龄以下宝宝注射部位为大腿前外侧，其他人群为三角肌。

接种方式：肌内注射。

禁忌：如果宝宝患有中枢神经系统疾病，如脑病、癫痫等或有既往病史者，以及属于过敏体质的人不能接种；发热、急性疾病和慢性疾病的急性发作期应暂缓接种。

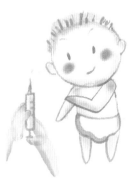

脊灰糖丸

脊髓灰质炎疫苗（脊髓灰质炎减毒活疫苗糖丸，以下简称"脊灰糖丸"）是预防和消灭脊髓灰质炎的有效控制手段。

脊髓灰质炎是由脊髓灰质炎病毒所致的急性传染病，患病宝宝会出现肌肉无力、肢体弛缓性麻痹的症状。好发于婴幼儿，故又称小儿麻痹症。

本病可防难治，一旦引起肢体麻痹易成为终身残疾，甚至危及生命。我国目前使用的脊灰糖丸就是用于预防小儿麻痹的疫苗。

接种方式：可口服糖丸剂。

接种时间：一般于第 2、4、6 月龄时各服一丸。1.5~2 岁，4 岁和 7 岁时再各服 1 丸（直接含服或以凉开水溶化后服用），也可口服液体疫苗。初期免疫 3 剂，从出生第 2 个月开始，每次 2 滴，间隔 4~6 周，于 4 岁或入学前加强免疫 1 次，可直接滴于宝宝口中或滴于饼干上服下。

注意事项：接种脊灰糖丸前后半小时内不能吃奶、喝热水。有肛周脓肿和对牛奶过敏的宝宝不能服用脊灰糖丸。如果宝宝有发热、体质异常虚弱、严重佝偻病、活动性结核及其他严重疾病以及 1 周内每天腹泻 4 次的情况均应暂缓服用。此种疫苗只能口服，不能注射，如果宝宝患胃肠病，最好延缓使用。如果宝宝服用时出现呕吐，要重新服用。

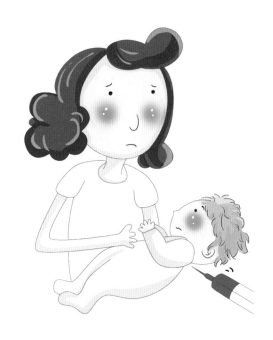

附录一 新生儿专用名词

喂养

初乳

初乳是指产后7天内所分泌的乳汁。初乳一般颜色偏黄,虽然不够浓稠,但是营养丰富,含有免疫球蛋白和抗体,正是初来人世的宝宝所需要的最佳食物,能保护宝宝免受细菌和病毒的侵袭。

奶瓶

从材质上来说,奶瓶分为玻璃奶瓶和塑料奶瓶。有容量大小之分,建议新妈妈给宝宝买一大一小两个奶瓶。奶瓶消毒主要有3种方法:高温蒸汽消毒、微波炉消毒、紫外线消毒。

奶瓶刷

奶瓶刷是清洗奶瓶的必备工具。一般准备一大一小两个即可。需要注意的是奶瓶刷在使用完毕后要严格进行消毒。市面上见到的奶瓶刷分为3种:旋转锦纶奶瓶刷、旋转海绵刷、清洁刷。

安抚奶嘴

是否该给宝宝使用安抚奶嘴,这一直是个有争议的话题。用安抚奶嘴可以平息宝宝的烦躁,让宝宝平静,只要使用得当,还可能会促进母乳喂养,不影响牙齿发育。

消毒锅

奶瓶使用后虽然经过清洗,但多多少少还会残留奶渍,而这些奶渍如果不经过处理会产生细菌,再次使用会对宝宝的肠道产生不良影响,甚至造成腹泻。可通过奶瓶消毒锅消毒,可以很方便地解决上述问题。

温奶器

温奶器又称暖奶器或热奶器,主要用途是加热从冰箱里拿出来的储存母乳或者给宝宝将要喝或者未喝完的奶保温。配有小碗、小盖的温奶器,可隔水加热宝宝的米糊、果汁等食物,适合6个月以上的宝宝。

吸奶器

当新妈妈的乳汁充足时,用手挤奶挤不尽时,可以选择用吸奶器吸出多余的乳汁。市面上的吸奶器有手动和电动之分。手动比较费时费力,价格相对实惠;电动比较省时省力,但是价格较高。

储奶袋

储奶袋,又名母乳保鲜袋,是一种食品包装用的塑料产品,主要用于储存母乳。乳汁较多的新妈妈或者上班族新妈妈可以在母乳充足时将乳汁挤出,装在储奶袋中进行冷藏或冷冻,以备不时之需。

防溢乳垫　防溢乳垫，顾名思义，是防止乳汁溢出的棉垫，是哺乳期间为控制溢乳必不可少的用品。它内侧选用超强吸收的高分子材质，能吸收大量的溢乳并将溢乳固定在内部，外侧是透气防水层，能保持文胸干爽。

按需哺乳　如果宝宝想吃奶，就马上哺喂，过一段时间之后，宝宝就会自然而然地形成吃奶的规律。按需哺乳可以使宝宝获得充足的乳汁，并能有效地刺激泌乳。

C 字形哺喂　有的新妈妈奶水很多，宝宝吸吮的时候流得很"冲"，此时用拇指和其余四指呈 C 字形轻轻托住乳房，拇指和食指稍微用力，这样奶水就不会流得那么快了，宝宝也不会被呛到。

催乳按摩　除了让宝宝勤吸、多吸之外，新妈妈如果能用专业的按摩方法来催乳，就能起到事半功倍的效果。按摩催乳的原则是理气活血、舒筋通络，是一种简便、安全、有效的催乳方式。

乳头混淆　很多宝宝因为这样那样的原因，出生后在医院里都是先吃的配方奶，而有的宝宝吃了几顿或几天的配方奶后依然会爱上妈妈的乳房，但是有些宝宝从此就不肯吃母乳了，对奶嘴"情有独钟"，这就是"乳头混淆"。

夜奶　几乎每个新生儿在夜间都会醒来吃两三次奶，整晚睡觉的情况很少。此时宝宝正处于快速生长期，如果夜间不给宝宝吃奶，宝宝就会因饥饿而哭闹。

全奶　全奶就是以 1 平勺配方奶加 4 勺水调配出来的浓度。刚出生的宝宝消化功能较弱，在哺喂配方奶时，不要喂浓度较高的全奶。

转奶　转奶是在宝宝不适宜继续吃一种配方奶时要换另一种配方奶的过程，不同品牌、不同系列、不同阶段的奶粉更换都经需历这个过程，转奶过程要循序渐进。

新生儿特点

胎脂

刚生下来的新生儿皮肤上有一层白色的油腻的东西，医学上称为"胎脂"。这一层厚厚的胎脂一般在出生后一两天内宝宝会自行吸收，能起到保护皮肤的作用，所以不必刻意擦掉。

胎记

新生儿的腰骶部、臀部及背部等处可见大小不等、形态不规则、不高出表皮的青灰色"胎记"，这是由于特殊的色素细胞沉积形成的。大多在 4 岁时就会慢慢消失，有时会稍迟。

内八脚和罗圈腿

内八脚和罗圈腿是由于子宫内空间有限，胎儿是以双腿交叉蜷曲、臀部和膝盖拉伸的姿势成长的，因此他的腿、脚向内弯曲。出生后，随着宝宝的运动量增加，宝宝的身体和脚就会慢慢变直。

脱皮

在给新生儿洗澡或换衣服的时候，常会发现有薄而软的白色小片皮屑脱落，特别多见于手指及脚趾部位，其实这是正常现象。新妈妈只要注意对新生儿皮肤的清洁护理，用不了多久，这种现象就会消失。

马牙

有的新妈妈会发现，宝宝在出生后 4~6 周时，齿龈边缘会出现一些黄白色的小点，很像是长出来的牙齿，俗称"马牙"或"板牙"，在出生后数周至数月会自行消失，不可胡乱用针去挑或用毛巾去擦，以免引起感染。

螳螂嘴

新生儿口腔两边颊黏膜处鼓起如药丸大小的东西，被称为"螳螂嘴"，它是颊黏膜下的脂肪垫。这层脂肪垫是正常新生儿所具有的，属于新生儿的正常生理现象。

斜视　顺产出生的宝宝,由于在产道中受过挤压,所以眼睑会有些水肿,一般3天后就会消失。新生儿早期眼球尚未固定,看起来有点像"斗鸡眼",而且眼部的肌肉调节不良,常有短暂性斜视,都属于正常生理现象。

假月经　一些女宝宝出生后1周内,可出现大阴唇轻度肿胀,或阴道流出少量黏液及血性分泌物的现象,称之为"假月经"。这是宝宝体内的雌性激素大幅下降造成的,一般两三日内即消失,不必做任何处理。

胎便　胎便是婴儿在母体内就已经形成的粪便。怀孕20周以上,在胎儿肠道中便存有胎便。胎便是新生儿最早的肠道分泌产物,正常新生儿大多于12小时内开始排便,胎便总量为100~200克。

奶瓣　奶瓣是指宝宝大便中有白色颗粒或瓣状物,是宝宝消化不良引起的,此时应减少母乳喂养的时间及喂奶量。

攒肚　攒肚是在宝宝消化系统能力逐渐提升后,对母乳能充分地进行消化、吸收,致使每天产生的食物残渣很少,不足以刺激直肠形成排便,最终导致的一种排便间隔时间长的常见现象。

呛奶　奶水由食道逆流到咽喉部时,在吸气的瞬间误入气管,即呛奶。轻微的呛奶,宝宝自己会调适呼吸及吞咽动作,只要密切观察宝宝的呼吸状况及面色即可;严重者需送医院抢救。

护理

纸尿裤

新生儿一般使用 NB 号（最小号）的纸尿裤，在挑选纸尿裤时一定要注意去正规场所购买，选择知名品牌的纸尿裤。新生儿由于膀胱未发育完全，不能将小便在体内存留很久，所以纸尿裤更换次数会多些。

尿布

尿布大都是棉布材质，质地柔软，不仅不会因为摩擦而使宝宝的小屁屁受伤，而且环保又省钱。缺点是宝宝尿尿后无法保持表面的干爽，必须及时更换。另外，市面上还有纸尿布出售，是一次性免洗尿布，非常方便。

婴儿床

婴儿床款式多种多样，功能和价格也是相差很大，选择时要注意安全和实用相结合原则。选购时一定要选择有护栏、床板结实、床垫舒适、油漆安全合格的产品。

隔尿垫

隔尿垫的主要作用是隔离尿液，以保证下面的褥子或床垫不被尿液浸湿，隔尿垫湿了最好立即更换，以保证宝宝的屁股干爽。

围嘴

宝宝围在胸部的布，常系于脖子周围以保持衣服的干净。围嘴是伴随宝宝长大必不可少的用品，选购时一定要选择纯棉的，避免刺激宝宝娇嫩的皮肤。

爽身粉

爽身粉除了能吸收汗液、滑爽皮肤外，还可减少痱子发生。夏季沐浴或理发后，扑散在身上或头部，能给宝宝以舒适芳香的感觉。

婴儿油

婴儿油为无色或浅色油状液体，性质温和，刺激性小，具有滋润皮肤、溶解油性污垢的作用，主要用于宝宝清洁皮肤之时，使用时用棉花蘸油轻擦。

抚触

给宝宝进行系统的抚触，有利于宝宝的生长发育，增强免疫力，增进食物的消化和吸收，减少宝宝哭闹，调理睡眠；同时抚触可以增强宝宝与父母的交流，帮助宝宝获得安全感，发展对父母的信任。

常见疾病与症状

吐奶

吐奶是婴儿常见的现象，指胃中食物被强而有力地排空，而且量比较多。抱着喂奶可改善此情况。必须卧位哺乳时，采用头高脚低位，喂奶后一定要让宝宝打个嗝。可以抱起宝宝，竖着靠在新妈妈肩上，用手轻轻拍宝宝的后背。

秋季腹泻

为一种急性消化道传染病，病原体主要通过消化道传播，多发生在婴幼儿时期，发病高峰在秋季，故名婴儿秋季腹泻。提倡母乳喂养，以降低婴幼儿患病的可能性，并时刻注意观察宝宝的情况，如有异常情况，尽早就医，不要拖延。

便秘

婴儿便秘是一种常见病症，指大便干燥，隔时较久，有时排便困难。消化不良是婴儿便秘的常见原因之一，一般通过饮食调理就可以改善。便秘在混合喂养和人工喂养的宝宝身上多见，可以在宝宝两顿奶之间喂点水。

夜啼

婴儿白天能安静入睡，入夜则啼哭不安，时哭时止，或每夜定时啼哭，甚则通宵达旦，称为"夜啼"。多见于新生儿及 6 个月内的小婴儿。此时如果给宝宝喂奶、安抚、更换潮湿尿布，或者调整衣被厚薄后，啼哭可很快停止。

黄疸

新生儿黄疸是指新生儿时期，由于胆红素代谢异常，引起血中胆红素水平升高，而出现于皮肤、黏膜及巩膜部位，以黄疸为特征的病症，本病有生理性黄疸和病理性黄疸之分。生理性黄疸在宝宝出生后 2 天左右出现，4~6 天达到高峰，7~10 天消退。

尿布疹

尿布疹即尿布皮炎，是指新生儿的肛门附近、臀部、会阴部皮肤发红，有分散的斑丘疹或疱疹，又称新生儿红臀。护理时要注意保持婴儿外阴和臀部皮肤干燥、清洁，尿布和纸尿裤要勤洗、勤换。

肠绞痛

有些小婴儿会突然出现大声哭叫，哭时面部渐红，口周苍白，抱哄、喂奶都不能缓解，而最终以哭得力竭、排气或排便而停止，这种现象通常称为婴儿肠绞痛，是小儿急性腹痛中最常见的一种，需及时就医。

附录二 特别宝宝的养护

早产儿护理

新妈妈要付出更多的精力和耐心来照顾早产儿。一般来说，怀孕未满 37 周出生的宝宝称为早产儿。与足月儿相比，早产儿发育尚未成熟，体重多在 2 500 克以下，即使体重超过 2 500 克，也不如足月儿成熟，所以早产儿更要吃最有营养的母乳。

坚持母乳喂养

早产儿营养供给要及时，最好是母乳喂养。早产儿妈妈的乳汁中所含的各类营养物质，包括蛋白质、氨基酸都更多，所以早产儿尤其要母乳喂养。

如果不能母乳喂养，那么最好去购买专为早产儿配制的配方奶粉。

给早产儿储备母乳

大多数早产儿都会在医院住上几天，可能暂时不能实现亲喂。此时，新妈妈要坚持挤奶，一开始，需要每天至少挤 5 次，每次约 20 分钟。挤出的奶放冰箱冷藏，在 8 天之内喂给宝宝，超过这个期限的母乳就不要再喂给宝宝喝了。

避免给早产儿用奶瓶

为防止早产儿发生"乳头混淆"，在宝宝住院期间，新妈妈可以告诉医护人员，尽量不用奶瓶喂奶，而改用针管或小杯子等。如果早产儿已经开始用奶瓶，新妈妈也不要过于焦虑，只要多花些时间，宝宝还是会习惯吃新妈妈的奶的。

怎样护理早产儿

早产儿属于特殊的新生儿群体，一出生就应该得到特有的关爱和照顾。为了更好地照顾早产儿，需要采取以下措施：

1. 注意给宝宝保温。注意室内温度，因为早产儿体内调节温度的机制尚未完善，失热很快，因此保温十分重要。室温要控制在 25~27℃，每 4~6 小时测体温一次，保持体温恒定在 36~37℃。

2. 补充各种维生素和矿物质。由于早产儿生长快，又储备不足，维生素 A、B 族维生素、维生素 C、维生素 E、维生素 K、钙、锌、铜、铁等都应分别在出生后一周至两周开始补充，最好喂食母乳，母乳中的初乳矿物质、维生素、蛋白质、脂肪酸、抗体的含量都高，正好适合快速生长的早产儿。

3. 谨防感染。早产儿的居室避免闲杂人员入内。接触早产儿的任何人（包括新妈妈和医护人员）须洗净手。接触宝宝时，大人的手应是暖和的，并且不要随意亲吻、触摸宝宝。

4. 定期回医院追踪检查及治疗。如黄疸、心肺、胃肠消化等疾病的检查及接受预防注射等。

剖宫产宝宝的护理

剖宫产宝宝由于没有经受产道的自然挤压，在呼吸系统的完善方面较弱，需要在出生后加强，新手爸妈要注意。

坚持母乳喂养

由于剖宫产宝宝没有经过产道，未接触母体菌群，加上抗生素的使用以及母乳喂养延迟，其肠道中的有益菌数量少，因此他的免疫力比自然分娩的宝宝低，患过敏、感染的风险较高。为了预防外来细菌感染和过敏反应，最好的办法就是坚持母乳喂养。

轻轻摇晃

剖宫产宝宝的平衡能力和适应能力可能比自然分娩的宝宝稍差，所以宝宝出生后，新妈妈和新爸爸应该多抱着宝宝轻轻摇晃，让宝宝的平衡能力得到初步的锻炼。摇晃时要注意不要太用力，否则容易损伤宝宝大脑。

多做运动

多让宝宝做运动，可增强免疫力。刚出生时，爸爸妈妈应多帮宝宝翻身，利用宝宝固有的反射训练宝宝抓握、迈步。稍大点可以训练宝宝爬行。

抚触按摩

皮肤是人体接受外界刺激的最大感觉器官，是神经系统的外在感受器。多给宝宝做抚触按摩，可以刺激神经系统发育，促进宝宝生长及发育。

做抚触按摩，爸爸妈妈要用爱、用情、用心抚触宝宝的每一寸肌肤。要做到手法温柔、流畅，让宝宝感觉舒适、愉快。抚触顺序：前额→下颌→头部→胸部→腹部→双上肢→双下肢→背部→臀部。

坚持晒太阳

宝宝满月后可对宝宝进行空气浴和日光浴。选择晴朗的天气，让宝宝呼吸室外的新鲜空气，接受日光的刺激，可增强触觉感受，促进新陈代谢。

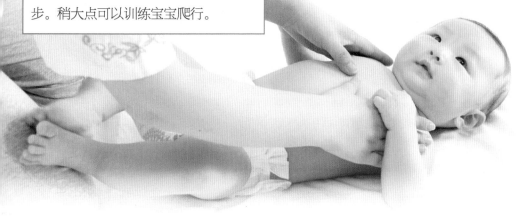

养护巨大儿

新生儿出生后一小时内体重等于或大于 4000 克，临床称之为"巨大儿"。巨大儿除了会给新妈妈分娩带来麻烦外，其往往体质"外强中干"，身体抗病能力弱，但新妈妈不要太过担心，做好宝宝的护理工作一样可以使宝宝健康可爱。

及时喂养

巨大儿容易发生低血糖、低血钙或者高胆红素血症，约 10% 还伴有先天畸形等疾病。因此，巨大儿出生后 1 小时就应开始喂 10% 的葡萄糖，每次 5~10 毫升，每小时 1 次。如果妈妈没有糖尿病，还是应尽早给宝宝喂母乳。

根据自身情况喂养母乳

生下巨大儿的新妈妈常提示患有糖尿病。这样的巨大儿最好采用人工喂养，以防新妈妈服降糖药通过乳汁影响婴儿。如果新妈妈身体健康，那么就要保持心情愉快，保持乳汁的质和量，以供给宝宝享用。

合理膳食

如果新妈妈身体健康，那么就要及早开奶，其他护理方面和普通宝宝一样。对于母乳喂养和混合喂养的宝宝，新妈妈一定要合理膳食，不要吃过于油腻、味甜、味重的食物；对人工喂养的宝宝，要注意控制每顿奶的量，做到少食多餐。

注意皮肤清洁

巨大儿宝宝往往较胖，皮肤褶皱较多，新妈妈在日常护理过程中更要注意保持宝宝皮肤的洁净，以免宝宝出汗捂坏皮肤。在清洁后，一定要擦干褶皱里的水，夏季应注意给宝宝涂些爽身粉，以免宝宝的皮肤出现问题。

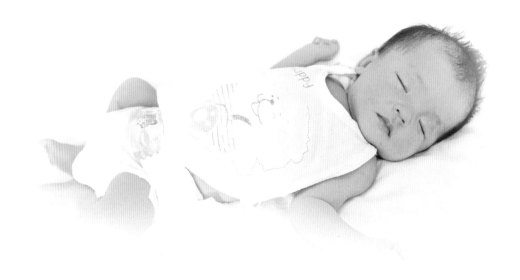

养护双胞胎

由于在妊娠期，新妈妈的营养要同时供应两个胎宝宝生长，因此双胞胎宝宝大多数没有单胎宝宝长得好，其对环境的适应能力和抗病能力均较一般单胎新生儿差。新手爸妈如果护理不周，会使双胞胎宝宝易患病，因此对双胞胎的喂养和护理要加强。

预防低血糖

双胞胎出生后 12 个小时之内，就应喂哺 50% 的糖水 25~50 毫升。这是因为双胞胎宝宝体内不像单胎足月儿那样有那么多的糖原储备，饥饿时间过长会发生低血糖，影响大脑的发育。

双胞胎用品

现今有许多市售的双胞胎使用的婴儿车、婴儿床、摇篮等，一是方便，二是可以让双胞胎和多胞胎宝宝从小培养起亲密无间的亲情，新妈妈不妨给宝宝准备一下。

坚持母乳喂养

12 小时内可喂 1~3 次母乳，母乳喂养的双胞胎宝宝需要按需哺乳。体重不足 1 500 克的双胞胎宝宝，每 2 小时喂奶 1 次；体重在 1 500~2 000 克的宝宝，夜间可减少 2 次；体重 2 000 克以上的宝宝，每 3 小时喂 1 次。

补充营养

从双胞胎宝宝出生的第 2 周起可以补充菜水、稀释过的鲜橘汁、钙片、鱼肝油等，从第 5 周起应增添含铁丰富的食物。但一次喂入量不宜多，以免引起消化不良。

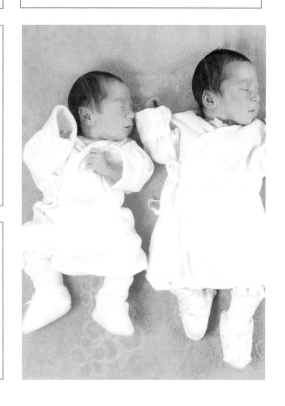

图书在版编目（CIP）数据

新生儿护理与母乳喂养一本通 / 杨虹主编 . -- 南京：江苏凤凰科学技术
出版社，2020.6

（汉竹·亲亲乐读系列）

ISBN 978-7-5713-0470-6

Ⅰ.①新… Ⅱ.①杨… Ⅲ.①新生儿-护理②母乳喂养 Ⅳ.① R174

中国版本图书馆 CIP 数据核字 (2019) 第 133984 号

中国健康生活图书实力品牌

新生儿护理与母乳喂养一本通

主　　　编	杨　虹
编　　　著	汉竹
责 任 编 辑	刘玉锋　黄翠香
特 邀 编 辑	苏清书　李佳昕　张　欢
责 任 校 对	杜秋宁
责 任 监 制	刘文洋

出 版 发 行	江苏凤凰科学技术出版社
出版社地址	南京市湖南路 1 号 A 楼，邮编：210009
出版社网址	http://www.pspress.cn
印　　　刷	合肥精艺印刷有限公司

开　　　本	720 mm × 1 000 mm　1/16
印　　　张	13
字　　　数	260 000
版　　　次	2020 年 6 月第 1 版
印　　　次	2020 年 6 月第 1 次印刷

标 准 书 号	ISBN 978-7-5713-0470-6
定　　　价	39.80 元

图书如有印装质量问题，可向我社出版科调换。